암, 당신도 이겨낼 수 있습니다

대장암과 백혈병 생존자 닥터 시어스가 전하는 암 치유·관리 노하우

암, 당신도 이겨낼 수 있습니다

윌리엄 시어스, 마사 시어스 지음 | 양수정 옮김

시그마북스
Sigma Books

암, 당신도 이겨낼 수 있습니다

발행일 2023년 4월 3일 초판 1쇄 발행
지은이 윌리엄 시어스, 마사 시어스
옮긴이 양수정
발행인 강학경
발행처 시그마북스
마케팅 정제용
에디터 최연정, 최윤정
디자인 김문배, 강경희

등록번호 제10-965호
주소 서울특별시 영등포구 양평로 22길 21 선유도코오롱디지털타워 A402호
전자우편 sigmabooks@spress.co.kr
홈페이지 http://www.sigmabooks.co.kr
전화 (02) 2062-5288~9
팩시밀리 (02) 323-4197
ISBN 979-11-6862-117-6 (13510)

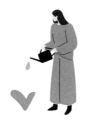

차례

Part 1 ———————————————————————
암 정복 사고방식을 기르는 방법

Part 2 —————————————————
당신의 암 치료 의료진과 현명하게 파트너가 되는 방법

Part 3
암 치유를 위한 생활 방식, 운동, 태도, 영양분 섭취 방법

Part 4

대장암, 유방암, 뇌종양, 폐암 정복 팁

서문

암 전문의이자 미국 국립암연구소(National Cancer Insitute)가 지정한 통합 암 센터의 과장으로서, 암에 걸렸다는 말을 듣는 게 환자에게 얼마나 절망적인 일인지 현장에서 늘 보게 된다. 암 환자가 겪게 되는 첫 번째 감정은 절망감이다. 즉 자신의 건강과 삶에 대한 통제력을 잃었고, 이제는 그 통제력이 의료진에게 달려 있다고 생각하는 것이다. 하지만 그것은 사실이 아니다.

의사 윌리엄 시어스와 그의 아내이자 간호사인 마사 시어스는 이 훌륭한 가이드를 통해 암 환자들과 암에 걸리지 않기를 바라는 모든 사람을 돕기 위해 사실에 기반한 로드맵을 제시한다. 또한 그들이 건강을 되찾고 유지하기 위해 다시 자신의 건강에 대한 통제력을 가지고 자신의 의료진과 함께 적극적으로 협력할 수 있도록 이끌어준다. 윌리엄(이하 빌)과 마사는 생활방식, 음식, 운동, 수면이 암을 퇴치하는 신체의 타고난 힘에 미치는 영향에 대해 이야기하면서 자연살해세포(당신의 면역체계 군대)의 중요한 역할을 강조한다. 이에 못지않게 중요한 긍정적인 마음가짐, 영성, 스트레스 관리도 강조하고 있다. 이것들은 암 치료에 대한 개인의 반응에 큰 영향을 미친다고 알려져 있다. 마지막으로 빌과 마사는 당신의 종양 전문의 및 다른 암 치료 의료진들과 협력하는 방법에 관해 조언을 해준다(암 환자가 내릴 수 있는 가장 중요한 결정 중 하나는 임상시험에 참여하는 것이다. 이를 통해 암 치료가 진행되는 데 도움을 줄 수 있고, 개인의 경험과 결과를 보고함으로써 스스로 암 연구자가 될 수 있다).

이 책이 의료 전문가와 비전문가 모두에게 건강을 유지하고 암 환자가 지금 걸어가는 복잡한 길을 헤쳐 나가는 데 도움이 되기를 바란다. 암을 '정복'하는 많은 방법이 있지만, 그중 단 한 가지만이 이 질병을 고칠 수 있다. 이 책에 담겨 있는 정보와 조언은 그 항해를 더 잘 이해할 수 있게 해주고, 당신에게 더 많은 힘을 주며, 긍정적인 정서를 만드는 데 도움이 될 수 있다.

리처드 반 이튼(Richard Van Etten), MD, PhD

UCI Chao Family 종합 암센터 과장

저자들이 전하는 치유의 말

혹시 암에 걸렸는가? 아니면 당신이 사랑하는 누군가의 암이 치유되도록 돕고 싶은가? 당신과 사랑하는 사람들이 암에 걸리지 않게 하고 싶은가? 그렇다면 이 책은 당신을 위한 것이다!

암을 이기는 강력한 방법을 알려주는 이 책은 우리 둘 다 암으로 투병하고 있을 때 쓴 것이다(빌은 백혈병을, 마사는 유방암을 앓고 있었다. 빌은 2020년에 만성 골수성 백혈병 그리고 1997년에 대장암으로 투병했고, 다른 가족들은 유방암, 골종양, 뇌종양으로 투병했다). 투병하는 동안 빌은 최고의 대학병원 암센터에 근무하는 최고의 암 전문의들에게 의견을 구했다. 그는 과학에 기반한 의학 연구에 대해 공부했고, 암 생존자들과 암을 이겨내고 삶을 누리는 사람들의 비법을 듣고 배웠다. 사람은 어떤 경험을 하게 되면 자연히 그에 대한 열정을 느끼기 마련이다.

하지만 이렇게 암에 대해 배우고 이겨내는 과정에서 빌은 암 치료법이 빠르게 발전하고 있지만 한 가지가 빠졌다는 걸 깨달았다. 바로 환자가 전문의의 전문적인 진료를 돕는 방법이었다. "나 자신의 치유를 위해 내가 무엇을 할 수 있을까?" 빌은 그 답을 알아내야만 했다.

이 책에서 우리는 그동안 배운 것, 그리고 암 치료 의료진들과 더 좋은 파트너가 되고, 우리 몸 안에 원래부터 존재하는 암 정복 군대를 돕기 위해 했던 일을 공유한다. 치유를 위해 만든 변화들은 더 오래 건강하게 사는 데도 도움이 될 수 있다. 그리고 그것은 미래의 암을 예방할 수도 있다. 암을 이겨내기 위해 이러한 도구를 사용했던 생존자들과 '암을 이겨내고 삶을 누리는 사람들'은 신체의 다른 모든 영역에서 더 나은 건강하게 삶을 영위할 가능성 또한 크다.

이제 우리는 스스로 치유하기 위해 배울 수 있는 모든 걸 배웠고, 또 할 수 있는 모든 걸 했다는 사실을 안다. 그 덕분에 우리 둘 다(빌과 마샤) 신체적으로 건강해졌을 뿐만 아니라 마음의 평안도 누리고 있다. '암에 걸린 것'이 몸과 마음이 더 나아지는 변환의 계기가 된 것이다. 암은 우리를 변화시켰다. 우리는 당신에게도 이러한 변환이 일어나기를 바란다.

다음은 우리들 딸이 쓴 치유 노트이다.

25년 전, 내가 대학교에 다니고 있을 때 엄마에게서 전화가 왔다. "얘야." 엄마가 말했다. "아빠가 대장암이래. 심각한 상황이니까 집으로 와야 해."

아빠는 수술을 잘 마치셨다. 가장 힘든 건 그다음이었다. 화학요법, 방사선치료, 말 그대로 내 영웅이었던 아빠가 이러한 치료들로 너무 버거워하는 모습을 보는 게 힘들었다. 그런데 우리 가족의 삶에서 너무 힘들었던 그 시간을 겪으면서, 아빠 내면

깊은 곳에서 무언가 아주 아름다운 일이 일어나기 시작했다. 암은 아빠의 열정, 불, 집착이 되었다. 아빠는 어떻게 해야 자신을 치유할 수 있는지 알아내야만 했다. 무엇보다 아빠는 8명의 자녀가 암에 걸리지 않게 할 방법을 알고 싶어 했다.

아빠의 아빠는 대장암으로 돌아가셨고, 엄마의 엄마도 대장암으로 돌아가셨기 때문에, 유전적으로 우리 시어스 가족들은 암에 걸릴 운명처럼 보였다. 하지만 신은 우리에게 비밀 병기를 주셨다. 바로 우리 아빠였다.

아빠는 회복하는 기간 중 몇 년을 학술지만 들여다보며 시간을 보냈다. 운 좋게도, 아빠는 병원에서 건강과 영양 분야의 최고 지식인들을 만날 수 있는 위치에 있었다. 그는 이러한 모든 수단을 통해 과학적인 정보들을 찾아볼 수 있었다. 아빠는 자기 삶에서 새로운 임무이자 열정을 찾았고, 커리어 마지막 25년을 자신이 알게 된 것들을 다른 사람들에게 나누며 보냈다. 당신이 앞으로 읽게 될 내용은 뛰어난 과학자가 온 마음을 다한 결과물일 뿐만 아니라, 아빠로서 온 힘을 다 한 결과물이기도 하다.

사랑해, 아빠.

헤이든 시어스

이 책을 통해 암 치유력을
최대한 높이는 방법

모든 사람의 암은 유일무이하다. 당신의 몸이 암에 맞서 싸우고 암을 치유하는 방법 또한 유일무이하다. 당신에게 가장 적합한 암 치료 계획을 세우기 위해 다음 문장을 생각해보라.

당신은 그저 환자가 아니라 파트너다.

1. 약과 치료 계획을 당신에게 맞게 설정하라 당신의 암 치료 생존 '확률'을 보거나 들을 때, 이것을 기억하라. 당신은 한 명의 사람이지 확률이 아니다. 표적화학요법 같은 기대할 만한 새로운 치료법들이 개발되면서, 현대의 암 치료법은 그 어느 때보다 최고 수준에 이르렀다. 그리고 암 치료 의료진들은 각 개인에게 맞는 암 치료법을 설정하는 방법에 대해 그 어느 때보다도 많이 알고 있다.

의료진이 처방한 치료는 당신 개인의 암 치료 계획에서 '약'에 해당한다. 하지만 당신은 그저 환자가 아니라 파트너라는 사실을 명심하라. 이 책에서 배우게 될 자기 관리 기술은(그 기술의 많은 부분은 의사가 처방한 약이 더 잘 작용하도록 도와준다) 당신이 암 치료 팀의 핵심 멤버가 되게 해준다. 우리가 제시하는 암 정복 도구 중 가장 잘 맞는 것을 선택하라. 당신에게 더 잘 맞도록 도구를 수정하라. 그 후에 의료진과 함께 평생 '당신'의 일부가 될, 당신에게 맞는 암 치유 도구 상자를 만들어라.

2. **이월 효과를 누려라** 암은 다른 여러 질병과 마찬가지로 면역체계의 불균형을 의미한다. 암을 예방하고 치료하기 위해 이 책의 세 번째 부분에서 배우게 될 자기 관리 도구는 대부분의 다른 질병을 퇴치하는 데도 도움이 된다.

암 치유에 사용하게 될 그 도구는 다른 대부분의 질병, 특히 심혈관 질환, 자가면역 질환('○○염' 같은) 및 정신 질환 유행의 원인이 되는 신경염증 질환을 예방하는 데도 도움이 된다. 이 책의 세 번째 부분은 모든 연령대의 거의 모든 질병에 사용할 수 있는 당신만의 도구 상자다. 이를 이용해 건강한 삶을 살 수 있다.

우리의 암 정복 계획을 읽고, 느끼고, 실천하는 것은 이제 당신의 새로운 일상이 될 것이다. 또한 그 계획으로 인한 치유 효과는 당신의 남은 인생 동안 계속될 것이다. 우리는 이 책에서 의도적으로 '변화'보다 더 깊은 의미를 가진 '변환'이라는 단어를 사용했다. 변환은 암과 마찬가지로 몸 안에서 일어나는 일이다. 진정한 건강이 시작되고 유지되는 분자, 세포 단계에서 당신 신체의 생화학적인 부분이 변화될 것이다.

3. 평온함을 유지하라 암에 걸린 사람들은 대부분 계속해서 '결정 후회' 또는 '치료 불안'을 경험한다. "아, 이걸 해야 했는데, 저건 하지 말았어야 했어" 같은 생각 말이다. 우리의 암 정복 자기 관리 도구를 배우고 실천하면, 당신이 가진 정보로 최선을 다하고 있다는 마음의 평안을 얻을 수 있다. 그러면 그 무엇도 당신의 평안함을 방해하지 못할 것이다!

암 진단을 받게 되면 보통 '두렵다'라는 감정을 느낀다. 우리의 가장 큰 바람은 독자들이 두려움의 사고방식에서 치유의 사고방식으로 빠르게 전환할 수 있게 하는 것이다. 두려움은 현명한 의사 결정을 방해하는데, 치유의 길을 걷다 보면 결정이 필요한 순간을 자주 맞닥뜨리게 될 것이다. 이것이 우리가 이 책의 첫 번째 부분에서 암 정복 사고방식으로 전환하고 유지하는 방법을 알려주는 이유다.

4. 비난 게임을 하지 마라 당연히 다음과 같은 궁금증이 생길 것이다. "무엇 때문에 암이 생긴 걸까?" 대부분의 경우 암은 하나의 간단한 원인으로 발생하는 것이 아니다. 그보다는 발암물질(암 씨앗)이 쌓여서 결국 우리가 본래 지닌 암 정복 군대, 면역체계를 압도하게 된 것이다. 이러한 이유로 우리는 암의 '원인'보다는 '요인'이라는 용어를 조심스럽게 사용한다. 많은 발암물질이 여러 해에 거쳐 더해지면서 결국 당신이 '암에 걸리는' 것이니 말이다.

당신이 암 치유 방법을 따르지 않았기 때문에 암에 걸렸다거나, 다 따랐는데도 치유되지 않는다고 자책하거나 거짓으로 믿지 마라. 많은 발암물질 연구는 통계를 낸 것이다. 하지만 당신은 한 개인이다. 당신이 먹은 것, 먹지 않은 것, 스트레스를 받는 것, 그리고 다른 요인들이 암을 '유발'했을 가능성은 거의 없다. "해야 했는데…"처럼 무익한 에너지를 낭비하지 말고, 긍정적인 암 정복 사고방식을 가지고 앞으로 나아가라. 절대 비난 게임을 하지 마라. 그러다 보면 '만약에'의 사고방식에 빠지기 쉽다.

그리고 암 요인이 누적 효과가 있듯이, 암 치유 도구도 마찬가지라는 걸 명심해라. 연구에 따르면 우리의 자기 관리 도구를 많이, 그리고 오래 사용할수록 암을 치유하고 미래의 암을 예방할 가능성이 더 커진다.

5. 현명하게 읽어라 이 책을 통해 치유력을 최대한으로 끌어올리려면 먹는 법을 배우듯이 많이 읽는 법을 배워라. 조금씩 자주 먹고, 조금씩 자주 읽어라.

6. 진짜 햇빛에서 읽어라 이 책에서 읽은 걸 기억하고 자신에게 적용하려면, 전자기기를 사용해서 읽는 대신 진짜 빛 아래서 진짜 종이로 만든 책을 읽어라. 연구에 따르면 눈은 뇌의 창이기 때문에 인공 빛에서 전자기기로 읽을 때보다, 종이에 있는 걸 햇빛에서 읽을 때 더 많이 기억하고 실행한다.

7. 읽고 생각하라 암의 'ㅇ'자를 듣는 것만으로도 스트레스가 될 수 있다. 그래서 우리는 각 페이지(당신의 눈과 마음으로 보고 읽는 것)를 당신의 긴장을 풀어주고 정보를 제공하기를 바라며 구성했다. 한 문단을 읽고 그림을 본 후에, 읽고 본 것에 대해 잠깐 생각하는 시간을 가져라. 실제로 각 페이지는 당신이 읽은 것을 마음에 깊게 새길 수 있도록 설계되었다. 읽고, 배우고, 실행하고, 느끼라는 우리의 공식을 따르라. 몸 안에 있는 암이 아닌 당신이 할 수 있는 것에 더 집중하라.

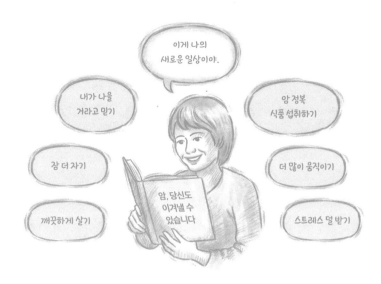

암은 변화를 위한 큰 동기부여가 될 수 있다. 당신은 암을 통제할 수 있다.
아니면 암이 당신을 통제할 수 있다. 이제, 당신의 선택이다!

Part 1

암 정복 사고방식을
기르는 방법

암 치유는 뇌에서 시작된다. 곧 배우게 되겠지만, 암 정복 사고방식을 기른다는
것은 그러한 생각들로 뇌를 가득 채워 당신의 몸이 치유되도록 자극하는 것이
다. 당신이 가진 치유 도구에 더 집중하고, 몸에 있는 질병보다 당신이 할 수 있
는 일이 무엇인지에 대해 더 많이 생각하는 것이다. 지금부터 반사적으로 '이
식품, 생각, 또는 행동이 암에 영양분을 주는가 아니면 암을 퇴치하는가?'라고
생각함으로써 암 정복 사고방식을 완벽하게 습득하는 방법을 알려줄 것이다.

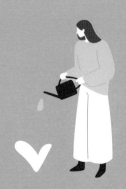

제 1 장

나을 거라고 믿어라

다음 문장은 암 정복 사고방식을 요약하는, 뇌 건강에 대한 최고의 가르침이다.

생각이 흘러가는 곳에서 뇌 조직이 자란다.

마음속으로 '나는 나을 수 있다고 믿어' '내 아름다운 몸은 이 암을 이겨낼 수 있어'라고 생각하면서 다른 긍정적인 자극에 집중하며 하루 대부분을 보낸다고 하자. 점차 이러한 믿음을 반영하고 되새기는 뇌 영역이 커지게 된다. 당신의 믿음 센터를 자라게 하고 걱정 센터를 줄어들게 만드는 것이다.

그 반대가 될 수 있다. 만약 두려운 생각에 사로잡힌다면 믿음 센터 대신 걱정 센터가 자라게 만들 수 있다. 당신은 뇌에 어떠한 사고방식이 자라게 하고 싶은가?

긍정은 장수를 촉진한다 긍정적인 사람은 그들의 뇌 조직 정원에 긍정적인 생각을 더 많이 심을 가능성이 크다. 이러한 사고방식은 암 치유 여정을 당신의 것으로 만들 때 더 현명한 결정을 내리도록 해준다. 7장에서 진화하는 정신종양학(암을 정복하는 더 현명한 선택을 하기 위해 두뇌를 변화시키는 것)에 대해 더 깊이 알아보겠다.

암 치유는 당신의 마음에서 시작된다 당신의 사고방식은 뇌(타고난 면역체계 군대의 지휘관)가 암과 싸우게 만든다. 당신이 나을 거라는 믿음이 강할수록 나을 확률이 높아진다. 믿음을 가진 사람은 생존자가 될 가능성이 크다. 당신이 그 믿음에 더 '마음을 집중하고' '올바른 마음가짐'을 더 유지할수록, 면역체계는 더 잘 작동할 것이다. 암 치유 여정은 암 정복 사고방식에 당신이 나을 거라는 믿음이 깊게 새겨지면서 시작된다(이러한 믿음은 면역체계 군대가 똑똑하게 암을 퇴치하는 데 영향을 미친다. 다음 장에서 이러한 믿음에 효과에 대해 더 자세히 배우게 될 것이다).

　이것이 암 정복 사고방식을 기르는 방법으로 이 책을 시작하게 된 이유다. 실제로 신경과학자들은 "걱정하지 마, 난 행복해"라고 말하는 낙관론자들이 대체로 비관론자보다 암에 덜 걸리고 더 잘 치유된다는 사실을 오래전부터 알고 있었다.

암 정복 사고방식에는 과학적인 근거가 있다 정신의학의 새로운 전문 분야인 정신종양학은 마음이 암이나 기타 주요 질병의 치유에 어떻게 영향을 줄 수 있는지를 연구한다. 정신신경면역학이라는 정신종양학의 한 분야는 마음이 어떻게 암을 퇴치하는 면역체계와 함께 작용하여 더 잘 싸우게 만드는지 연구한다.

암 투병 초기에 우리는 생존자(가장 심각한 질병에서도 치유된 사람)의 비밀을 연구했다. 생존자들이 삶을 누릴 수 있게(더 오래 생존했을 뿐만 아니라 더 건강해진 사람) 만들어준 최고의 치료사는, 자신 안에 '내면의 치료자'라고 부르는 존재가 있다는 그들의 진심 어린 믿음이었다. 그 내면의 치료자는 그들의 자신감을 한 단계 끌어올림으로써 활성화되어 암을 정복하는, 그들만의 내과 약국이었던 셈이다.

두려움 없애기

두려움은 현명한 의사 결정을 방해한다. 우리가 아이들에게 가르치는 삶의 도구 중 하나가, "슬플 때 결정을 내리지 말아라!"이다. 암을 치료할 때 더 현명한 결정을 내리려면 맑은 정신이 필요하다.

생존자들의 일급비밀 중 하나는 걱정보다 치유에 더 많은 뇌 영역을 사용하는 것이다. 우리의 투병 중에 '두려움'이라는 단어를 '두.려.움'으로 바꾸었다(두리번거려 치유에 도움이 될 만한 여기저기에 있는 모든 정보를 찾아 움직여라).

당신만의 암을 정복하는 약국을 열고 더 잘 작동하도록 만드는 방법은 여전히 의학적 미스터리로 남아 있지만, 작동 원리는 간단하다. 새롭게 주

목받는 정신신경면역학은 당신이 나을 거라고 믿을 때, 그 마음이 당신의 면역체계, 몸 안에 내재되어 있는 암 퇴치 군대에 싸우라고 명령하는 생화학적 문자메시지를 보낸다고 가르치고 있다. "네가 나를 치유할 거라고 믿어. 지금 가서 치료해!" 이렇게 말이다(당신의 면역체계가 당신을 위해 어떻게 싸우는지는 2장을 참조하라).

믿음이 치유라고 말하는 또 다른 이유는, 믿음이 암에 영양분을 공급해주는 감정(통제불능감)을 극복하게 하기 때문이다. 무력하고 절망적인 감정은 당신의 면역체계를 저하시키고, 이는 필연적으로 면역체계의 전투 능력을 손상시킨다.

믿음을 가진 사람은 생존자가 될 가능성이 크다.

"당신은 암에 걸렸다!" 미처 준비하지 못한 상태에서 이 말을 듣게 되면 마음은 큰 충격을 받게 된다. 이때 암 정복 사고방식으로 빨리 전환할수록, 치유될 확률이 높다.

물론 말하는 건 행동하는 것보다 쉽다. 우리도 안다! 하지만 1장에서 이야기하는 암을 치유하는 마음의 도구는 "아아, 내가 왜 암이지? 뭘 다르게 해야 했을까?"에서 "이겨낼 수 있어!"로 빠르게 업그레이드시켜 줄 것이다.

생각, 식품, 행동이 암에 영양분을 주는가?
아니면 암을 퇴치하는가?

먹거나, 생각하거나, 무언가를 하려고 할 때, 하루에도 몇 번씩 먼저 자신에게 이렇게 질문하라. 이 식품이 암에 영양분을 주는가 아니면 암을 퇴치하는가(우리의 암 정복 식단에 관해서는 5장을 참조하라). 이 생각이 암에 영양분을 주는가 아니면 암을 퇴치하는가? 내가 자유 시간을 보내는 방법이 암에 영양분을 주는가 아니면 암을 퇴치하는가? 암 정복 사고방식이 당신에게 무언가를 "해라" 혹은 "하지 마라!"라고 지시하는 걸 상상해보라.

결국에는 반사적으로 더 많은 암에 이르는 길 대신, 건강에 이르는 길을 찾도록 마음을 바꾸게 될 것이다. "이게 치유에 도움이 될까?"라는 생각은 내면의 가장 위대한 멘토가 될 수 있다. 이 멘토가 더 행복하고 더 건강한 삶으로 계속 인도할 것이다. 두뇌 변화의 기본적인 사실을 기억하라. 생각은 뇌 구조를 바꾼다. 신경과 의사들은 생각이 흘러가는 곳에서 뇌 조직이 자란다고 가르친다. 당신의 뇌에 암을 퇴치하는 영역은 키우고, 암에 영양분을 주는 영역은 줄여라.

이러한 생각, 식품, 행동이 암에 영양분을 줄까 아니면 암을 퇴치할까?

한 가지 주의할 점이 있다. "이러한 식품, 생각, 행동이 암에 영양분을 주는가 아니면 암을 퇴치하는가?"라고 자신에게 묻는 사고방식 전술이 누군가에게는 효과가 있다. 하지만 어떤 이들에게는 모든 생각과 행동을 끊임없이 암과 관련시키는 게 역효과를 가져올 수 있다. 계속 긴장 상태가 되고, 불안하고 예민해질 수 있기 때문이다.

당신이 후자의 경우라면, "이러한 생각, 식품, 행동이 내 몸 안에 있는 면역체계 군대에게 영양분을 줄까 아니면 맞서 싸울까?"라고 집중해보라.

다르게 '생각'하라 암이 아닌 당신의 몸 안에 있는 강력한 면역체계 군대에 더 집중하는 이러한 사고방식의 변화가, 바로 새로운 당신이 될 것이다.

빌은 "암에 걸렸다"라는 진단을 받았을 때, 한참 동안 몸 안에 있는 암에 얽매여 있으면서 자신이 서서히 암 덩어리 그 자체가 되어간다는 걸 깨달았다. 당시 빌은 자신이 하는 모든 일을 암에 도움이 될지 해가 될지와 연관시켰다. 그렇지만 "생각이 흘러가는 곳에서 뇌 조직이 자란다"라는 원리를 가르쳐준 저명한 신경과 의사들과 상담하고 공부한 후, 빌은 사고방식을 바꿨다. 걱정은 그만하면 충분하다는 것을 깨달았던 것이다. 문제가 아닌 해결에 더 초점을 맞춰야 했다. 몇 주 후 빌은 자신의 치유 도구(암을 퇴치하기 위해 그가 하고 있던 것)에 더 집중했고, 암 자체에는 덜 집중했다. 그리고 더 행복해졌다. 그것이 우리가 당신에게 일어나기를 바라는 '변환'이다.

몸 안에 있는 암보다 당신이 할 수 있는 것에 집중하라.

의사가 처방하는 약이 더 잘 작용하도록
자기 관리 기술을 강화하라

암 전문의는 약을 처방하면서 "이것을 해야 합니다(화학요법, 방사선치료 등)"라고 말한다. 그러면 당신은 당연히 "의사 선생님, 제가 무엇을 해야 할까요?"라고 질문하면서, 당신 삶을 통제하는 권한이 있는 그 빈칸을 직접 채워야 한다(이것이 기술에 해당한다). 대부분 암에는 과학에 기반한 약과 당신만의 개인 맞춤형 기술이 모두 필요하다. 이것이 암을 치유하기 위한 우리의 처방전이다.

암에서 생존한 시어스 가족에게 최고의 '약'은 치유적 글쓰기다. 암 전문가들은 오래전부터 치료 과정을 기록하는 사람들이 더 잘 치유된다는 점을 알고 있었다. 실제로 생각을 종이에 적는 건 마음속 자가 치유 생각을 자극하는 데 도움이 된다. 앉아서 글을 쓰는 것은 "좋아, 뇌야, 이제 더 명확하게 생각할 수 있는 문이 열렸어. 이 생각을 소중히 여겨"라고 당신 마음을 자극하는 것과 같다. 생각을 쓰고, 읽고, 실천하고, 공유하라!

당신 감정이 어떠한지, 그리고 자가 치유를 위해 그날 무엇을 했는지 기록하면, 당신이 치료 팀의 파트너임을 실감할 수 있다. 50년 이상 의료계에 종사하면서 자신의 치료 경과를 기록하는 사람들이 무력감과 절망감을 덜 느끼며, 치유의 길로 계속해서 나아갈 가능성이 더 크다는 걸 발견했다. 이는 과학적으로 증명된 사실이다.

당신의 암 치유 일기장에
"○○의 유방암 이겨내는 바이블"처럼
재미있는 이름을 지어주어라.

그림으로 암을 물리쳐라 자신의 치료 경과를 기록하고 자신의 감정을 그림으로 표현하는 암 환자들은 글로만 기록하는 환자들보다 더 잘 낫는다. 이것이 '미술 치료'다!

이것이 이 책에 많은 그림이 있는 이유이기도 하다. 이 책에 맘에 드는 그림이 있다면, 그 그림을 당신만의 방식과 감정으로 다시 그려서 자신의 것으로 만들어라.

유산을 남겨라 "할아버지, 뭐 쓰고 계세요?" 손주들이 물었다. "우리가 암을 이긴 방법에 관해 쓰고 있단다.""정말 멋지네요!"

기록을 남겨서 당신의 가족들이 읽고 그것을 삶의 도구로 활용하게 하라.

몸이 알려주는 지혜에 귀를 기울이라

투병하다 보면 어느 순간 몸이 치료를 계속하기 위해 무엇을 해야 하는지 알려주는 지혜를 경험하게 될 것이다.

빌 역시 투병하는 동안 내면의 목소리를 들었다. 이 목소리는 이전에는 좋아하지 않았거나 심지어 절대 먹지 않을 거라고 생각했던 암을 정복하는 식품을 먹으라고 이야기하고, '못된 식품 목록'에 속한 것에 유혹을 느낄 때 주의하라고 경고했다. 이처럼 당신의 몸은 치유 방법을 알려주고 심지어 잔소리도 할 것이다. 그 목소리를 듣는 법을 배워야만 한다.

몸 안에 있는 의사 몸의 지혜에는 몸이 하는 이야기뿐만 아니라, 할 수 있는 일도 포함된다. 우리 몸 안에는 암 퇴치를 도와주는 4명의 의사가 있다.

1. **당신의 면역체계 군대** 이들은 당신 몸을 순찰하는 수조 개의 훈련된 군인 세포들로, 암세포를 몰아낼 준비가 되어 있다(2장에서 면역체계 군대를 만나볼 것이다).

2. **당신의 내피 약국** 당신의 몸에서 가장 큰 '의사' 혹은 치료자는 내피, 즉 혈관 내벽에 존재하며, 여기에서 몸이 '자체적으로 약을 만들어' 치유를 돕는다(이 약국이 무엇인지, 어떻게 이 약국을 여는지에 대해서는 6장에서 자세히 배우게 될 것이다).

3. **당신의 훌륭한 내장 약국** 하부 창자 내벽에는 마이크로바이옴이라고 불리는 수조 개 이상의 '작은 의사'들이 살고 있는데, 이는 장 내벽에 살고 있는 박테리아 및 기타 유기체 공동체이다. 이 장 미생물은 공짜 음식과 따뜻한 거주지를 제공해주는 대가로 당신을 위한 약을 만들어준다(마이크로바이옴과 그것이 만드는 약에 대해 알고 싶다면, 『시어스 박사의 T5 웰빙 플랜[The Dr. Sears T5 Wellness Plan]』[한국어판 미발매]과 『똥 박사[Dr. Poo]』[한국어판 미발매]를 참조하라).

4. **당신의 뇌** 뇌는 당신 몸 안에 있는 모든 의사, 약국, 그리고 약의 최고 사령관으로서, 몸 안의 다른 의사들과 생화학적 문자메시지로 소통한다(뇌와 치료하는 몸 안의 다른 의사들 사이의 시너지에 대해 더 알고 싶다면, 『건강한 뇌 책[The Healthy Brain Book]』[한국어판 미발매]을 참조하라).

암 정복 사고방식을 키울 때 두려움에 사로잡히기보다 몸 안에 있는 이 의사들과 약국이 있는 곳, 또 당신에게 맞는 약을 처방하기 위해 약국을 여는 방법에 집중하라. 이러한 사고방식의 변화는 "왜 나야?" "내가 뭘 한 거지?" "암이 왜 생겼을까?"라고 걱정하며 두뇌와 신체적 에너지를 낭비하는 대신, 그 에너지를 치유를 위한 도구에 쓸 수 있게 한다.

사고방식의 전환을 돕기 위해 다음 장에서 몸 안에 있는 의사들 중 첫 번째, 당신의 면역체계 군대에 대해 자세히 알아보자.

Q. 이제 막 암을 진단받았다. 이 소식을 친구들과 사랑하는 사람들에게 가장 잘 알릴 수 있는 방법은 무엇인가? 그들의 응원이 필요하지만, 너무 놀라게 하고 싶지는 않다.

A. 새로운 암 정복 사고방식에 따라 진심으로 이야기하라. "최근에 진단받은 결과를 공유하려고 하는데, 응원 좀 해줄래!" 이렇게 시작해보면 어떨까? 친구들과 가족들이 당신의 목소리에서 긍정적인 느낌을 받으면, 그들도 "널 위해 기도할께!"나 "넌 현명한 사람이야. 이겨낼 거라고 믿어"와 같이 사기를 북돋아 주는 말로 힘을 더해 줄 것이다.

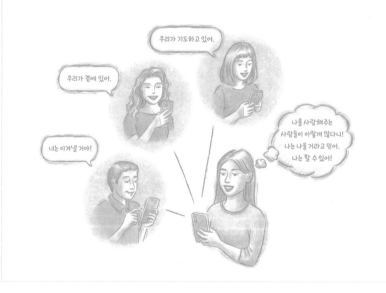

슬픈 소식은 전염성이 있다는 것을 명심하라. 당신이 이미 긍정적인 사고방식을 보여줬다면, 응원하는 사람들도 더 도움이 되는 조언을 해줄 것이다.

[사례]
의사이자, 암을 이겨낸 사람이 전하는 이야기

2020년 12월 2일, 나는 간 전이 췌장암 진단을 받았다.

이전까지 나는 자연의학 의사로서 환자들과 주변 사람들에게 공유한 철학대로 살았다. 나는 잘 먹었고, 운동을 했고, 영양분을 보충했다. 진단받기 전 몇 달 동안에도 실제로 내 몸 상태가 매우 좋다고 느꼈다(코로나19가 내 운동 습관을 바꾸어놓은 와중에도 말이다).

그러다 내 세상이 바뀌었고, 그에 따라 나와 내 주변 사람들은 새로운 마음가짐을 갖게 되었다. 암에 걸리게 되면, 당신은 어떤 공동체의 일부가 된다. 나는 그 공동체가 두려움이 아닌 사랑의 공동체였으면 좋겠다.

암은 두려움을 만들고, 두려움은 몸의 신경화학에 그 누구도 감당할 수 없고 지울 수 없는 변화를 일으킨다. 두려움은 또한 우리와 우리 공동체의 몸에 있는 세포에 치유에 관한 잘못된 진동 메시지를 보내는 에너지를 만들어낸다.

암은 우리 몸의 일부이다. 따라서 암은 나 자신의 일부이다. 어떻게 자기 몸에 맞서 '싸우거나' '전쟁을 일으킬' 수 있겠는가(이는 모두 두려움에 기반한 용어이다)? 그렇게 할 수는 없다. 당신이 좋든 싫든 암은 당신 안에 있고, 당신에게서 비롯된 암은 당신의 일부다.

암에 대해 알아가면서 내가 매일 사용하는 두려움에 기반하지 않은 생각과 단어들이 있다. 나는 치유 능력을 이용한다. 나는 암이 나에게 깨달음을 주려고 온 메시지라고 생각한다. 거기에 담긴 메시지와 그것이 어디에서 왔는지를 이해하려고 노력한다. 또한 부분적으로 암은 내 몸속에 너무 오랫동안 담아둔 해로운 감정(특히 분노)에서 왔다고 생각한다.

암을 진단받고 치료를 시작한 지 몇 달이 되었는데, 벌써 내가 치유되고 있다고 온몸으로 확신할 수 있다. 내 생각과 마음은 사랑으로 가득 차서 두려움이나 의심의 여지가 없다. 나에게는 관해(증상이 완화되거나 사라진 상태를 말한다. 부분관해는 암이 부분적으로 줄어든 상태로 적어도 처음 진단했을 때와 비교해 30% 이상 줄어든 상태다. 완전관해는 암이 있다는 증거를 확인하지 못한 상태다-옮긴이) 상태에 도달할 능력이 있다고 확신한다. 이 과정에서 나 자신을 사랑하는 데 필요한 일은 무엇이든 할 수 있는 능력이 있다고도 확신한다. 사랑은 확신에 이르는 길이다.

그렇다면 암의 언어를 어떻게 두려움에서 사랑으로 재구성할까? 이 질문에 대한 답은 내가 진단을 받자마자 시작되었다.

나의 종양 전문의, 간호사와 함께 앉아서 내 암의 '말기' 특성이나 내 수명이 얼마나 남았는지에 관해 이야기하지 말아 달라고 요청했다. 그 정보 중 어떤 것도 나와는 관련이 없을 뿐더러, 그 말을 입 밖으로 꺼냄으로써 인정하는 것이 내 안에 두려운 감정을 유발할 수 있기 때문이었다. '말기'라는 단어는 무서운 말이고 자기 자신의 죽음에 타임라인을 두는 건 매우 두려울 수 있다. 말기 암 진단은 엄청난 스트레스를 주고, 스트레스는 면역체계를 망가뜨린다. 나는 의사로부터 들은 모든 것(기존의 것이든 통합적인 것이든)은 단지 '정보'일 뿐이라고 나 자신에게 말한다. 좋은 검사든 나쁜 검사든 그저 정보일 뿐이다. 내가 주도적으로 앞으로 나아갈 때 거기서 정보를 얻고, 그 정보를 토대로 결정을 내릴 수 있다. 내가 받은 혈액 검사 수치 같은 정보를 이용해 내가 무엇을 하는지는 내가 통제한다.

다음은 내가 하고 있는 일들이고 실제로 효과가 있다.

- 신선한 유기농 채소, 과일, 생선만 먹는다. 모든 종류의 가공식품은 금지.
- 설탕을 하나도 먹지 않는다. 특히 첨가당은 안된다.
- 매 2시간마다 밥을 먹는다. 항상 간식을 가지고 다닌다.
- 샘물이나 정수된 물을 많이 마시고 가끔 차를 마신다. 따뜻한 무가당 식물성 우유를 좋아하는데, 가끔 보상으로 여기에 계피나 육두구를 첨가한다.

- 가능한 한 자주 운동하는데, 지금 하는 운동은 걷는 것과 팔굽혀펴기와 윗몸일으키기다.
- 매일 치유 주문을 말하고 심호흡 기술을 연습한다.

나는 치료적인 면에서 뛰어나다고 생각하는 치료팀과 함께 암을 치료하고 있다. 그들은 기존의 방식과 통합적인 종양학의 장점 모두를 포함한 굉장히 성공적이라고 생각되는 방식으로 암에 접근한다.

나만의 통합적인 프로그램을 만들기까지는 몇 달이 걸렸는데, 이제 완성이 되어서 나의 전반적인 삶의 질, 힘, 체중 증가, 에너지 수준에서 굉장히 긍정적인 결과가 나타나고 있다. 가장 최근의 CT 결과에 따르면 2020년 12월 진단 이후 췌장 종양 크기가 2차원적으로 52% 줄어들었고, 간 종양들도 역시 줄어들고 있는 것으로 나타났다.

나는 치료를 하면서 가족의 사랑, 인생 파트너의 사랑, 그리고 직업에 쏟는 열정에 집중한다. 내 인생의 모든 사람에게 받는 응원에 감사하다. 그 긍정적인 기쁨이 나를 격려하고 나에게 필요한 긍정적인 떨림의 에너지를 만들어준다.

내가 긍정적인 상태를 유지하는 건 다음의 조건에 달려 있다는 걸 잘 알고 있다.

- 스트레스를 받지 않는다.

- 화를 내지 않기 위해 최선을 다한다.
- 내 암에 관해 받은 정보가 가진 힘을 이해하고 이용한다.
- 내 직관에 귀를 기울인다.
- 하루하루를 살아가며 나의 치료 프로그램 안에서 주도적으로 행동한다.
- 마음속으로 나는 이미 암을 극복했다.

내 마음속 모든 사랑을 담아 당신에게 이러한 생각을 제안하며 행운을 빈다.

* 자연의학 의사인 앤드루 마이어스(Andrew Myers)는 바스터대학교(Bastyr University) 자연의학 센터 졸업생이고, 30년 동안 자연의학 의사로 일했다. 앤드루는 『단순한 건강 가치(Simple Health Value)』, 『건강이 재산이다(Health Is Wealth)』, 『건강이 재산이다: 경쟁력을 위한 성능 영양(Health Is Wealth: Performance Nutrition for the Competitive Edge)』, 『새로운 심장 건강(The New Heart Health)』, 그리고 가장 최근에 쓴 『코로나 퍼즐 단순하게 보기(Simplifying the COVID Puzzle)』, 총 다섯 권의 책 저자이다(앤드루 마이어스의 저서는 모두 한국어판이 미발매된 상태다-옮긴이).

제 2 장

·················

당신 몸속의 타고난
암 정복 군대를 만나보라

·

건강한 세포는 더 건강하게 만들어주고 암세포는 억제해주는 약이 있다
면 얼마나 좋을까! 좋은 소식이 있다. 그런 약이 존재하고, 심지어 당신의
몸 안에서 만들어진다. 이것을 당신만의 개인 면역체계 군대라고 부른다.
다른 많은 질병과 마찬가지로 암은 면역체계의 불균형을 의미한다.

암은 면역체계의 불균형이다.

이 문장을 읽으면서 당신이 암을 어떻게 다르게 생각하기 시작했는지
곰곰이 생각해보라. '질병'과 비교해서 '불균형'이라는 단어를 듣는 것만
으로도 희망적인 생각이 떠오르고 실행 계획을 세우게 된다. 희망은 치유
다. 암을 면역체계의 불균형으로 바라보게 되면, 우리가 암 치유를 도울
수 있다는 게 더 말이 된다.

'면역(immunity)'은 라틴어 immunitas에서 유래했으며, 이는 '자유'를 의미한다. 이것을 '암으로부터의 자유'로 의미를 확장시켜보자. 더 영리한 면역체계는 당신이 암을 이겨내도록 도울 뿐 아니라 전반적인 삶의 질도 높여준다.

두려움보다 믿음 암 정복 마음가짐의 일환으로 암에 대한 두려움보다 면역체계에 대한 믿음을 가지는 것에 더 초점을 두어라(두려움을 뛰어넘는 영적 믿음에 관한 부분은 7장을 참조하라).

예방하고 치유하기 위한 대비 이 책에서 배우게 될 내용은 단지 당신이 앓고 있는 암을 정복하는 데만 도움이 되는 게 아니다. 이 책은 미래를 위해 면역체계를 어떻게 '준비시킬' 것인지에 대해서도 알려준다. 면역체계가 약해지고 당신이 아프기 전에, 면역체계 군대를 무장시켜서 더 영리하게 싸우도록 하는 것이다.

암이 어떻게 자라고, 면역체계 군대가 어떻게 암을 퇴치하는지 더 자세히 알아보기 위해 당신의 몸 안으로 들어갈 준비를 하자.

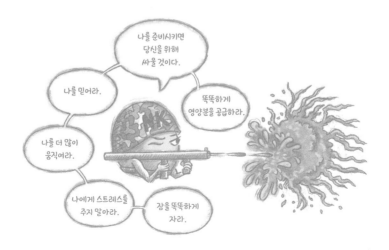

왜 암에 걸릴까?

왜 암에 걸렸을까? 암에 걸린 모든 사람이 종종 처음으로 떠올리는 생각이다. 무엇이 암을 생기게 했을까에 대해 지나치게 생각하는 건 도움이 되지 않지만, 당신의 몸 안에서 일어나지 않아야 하는 일이 무엇인지 이해하는 건 유익할 수 있다. 당신의 면역체계는 어쩌다가 균형을 잃었을까?

암을 통제 불능으로 자라는 정원에 비유해보라. 때때로 유전적인 혼동으로 인해 정상적인 세포가 암세포가 된다. 암세포를 씨앗이라고 생각해보자. 암 '씨앗'이 얼마만큼, 또 얼마나 빨리 분열하는지는 씨앗 주변의 토양에 달려 있다. 만일 토양에 암을 잘 자라게 하는 식량과 오염물질이 공급되면, 이 씨앗은 암 식물, 즉 주변 꽃과 식물을 침범하는 위험한 잡초로 자라게 된다. 정원을 잡초가 아닌 꽃으로 가득 채우고 싶은 것처럼, 당신 몸도 그것을 원한다.

당신 몸 안의 '토양'은 암을 정복하는 데 중요한 도구다. 아시아권 국가와 미국의 암 발병률이 다르다는 것을 생각해보라. 아시아인, 특히 일본인과 중국인은 몸에 서양인만큼이나 많은 미세종양이 있지만, 그들의 토양(전형적인 아시안 식단)은 미국 토양(미국 표준 식단)만큼 암 성장에 도움이 되지 않기 때문에 미세종양이 악성 종양으로 될 확률이 낮다.

이러한 암 잡초들이 통제 불능으로 자라나면, 다른 정상적인 식물에서 영양분(비료)을 빼앗고 그 식물을 밀어낸다. 결국 잡초는 정원 경계를 넘어 자라게 된다. 즉, 암이 전이되는 것이다.

당신 신체의 정원에 암의 성장을 통제하는 최고의 방법은 다음과 같다.

- 씨앗이 암이 되지 않도록 하라.
- 식량과 비료를 끊어서 자라지 못하도록 하라.

암 전문의들은 이것을 생물학적인 지형을 개선하는 것, 암의 성장에 적합하지 않게 만드는 것이라고 한다.

주로 2가지 보호 메커니즘이 잘못되면 암이 발생한다. '나쁜 씨앗'인 암세포 주변의 조직 환경은 그 씨앗이 마구잡이로 분열하는 걸 가능케 한다. 그리고 말썽꾸러기 암세포가 증식하기 전에 찾아내 없애기에는 당신의 면역체계 군대가 너무 약하다.

신체의 모든 기관은 그 기관 안에 있는 각 세포만큼 건강하다. 건강한 세포를 기르는 것은 건강한 아이를 기르는 것과 비슷하다. 가정과 주변 환경이 건강할수록, 아이도 건강할 확률이 높다. 하지만 어린 세포를 나쁜 조직 환경에 놓아두면, 그 세포는 나쁘게 행동하며 암세포로 변할 확률이 높다.

백혈병은 암을 정원에 비유하는 좋은 예가 된다. 골수는 당신의 정원이고 백혈구는 거기에 있는 식물 중 하나이다. 토양, 즉 골수에 암 비료(발암물질)가 풍부하면, 건강한 씨앗과 식물(백혈구)은 '돌연변이'가 되고 암이 된다. 그러면 그 암세포는 스스로 자신의 비료를 만들면서 점점 더 나쁘게 행동하게 된다. 암세포는 자신의 성장을 위해서 혈관내피성장인자(VEGF, 혈액 응고, 혈압조절 등에 중요한 작용을 하는 혈관 안쪽 세포의 증식을 촉진하는 인자-옮긴이)를 만들어낸다. VEGF가 혈관 내벽 같은 정상 세포에서 만들어질 때는 도움이 된다(내피가 어떻게 일하는지에 관해서는 6장을 참조하라). 그런데 암세포 내부에서는 암세포에 영양을 공급하기 위해 VEGF가 더 많은 혈관을 만든다(종양학자들은 이를 혈관신생이라고 부른다). 면역체계 군대가 시간 내에 찾아서 없애지 못한다면, 이 세포는 증식하게 된다.

당신은 몸에 어떤 정원을 가꾸고 있는가?

암을 예방하고 치유하려면

① 건강한 세포 환경을 유지하고,

② 당신을 위해 더 똑똑하게 싸울 수 있도록

당신의 타고난 면역체계 군대를 강화하라.

2가지 세포 이야기

각 세포 안에는 "증가하고 증식하고, 할 일이 다 끝나면 젊고 건강한 세포가 너를 대신할 수 있게 '은퇴'하고 자리를 내어주라"라고 촉구하는 유전 부호가 있다. 세포자살, 즉 오래된 세포가 새로운 세포로 대체되는 일은 몸 전체에 걸쳐 하루에 수조 번 일어난다. 그런데 때때로 이 유전 신호가 왜곡되어 세포의 성장을 끄지 않고 계속 켜게 된다. 결과적으로 이 세포는 암세포가 되고 통제 불능으로 증식하면서, 암이 주변 조직에 침투하고 주변 조직을 손상시킨다. 결국에는 이 과정이 혈류로 스며들어 몸 전체로 이동할 수 있다. 바로 전이라고 부르는 단계다.

유전 부호가 세포를 건강하게 유지하도록 하는 건강한 세포 토양을 만

세포자살

> 내 일은 끝났어.
> 나 은퇴해!

> 아직 은퇴는
> 아닌 거 같은데….

> 내가
> 침투하고 있지!

> 유통기한
> 20XX.
> △△.○○

은퇴하지 않은 좋은 세포는 암세포로 변할 수 있다

드는 방법이 파트 3에 요약되어 있다. 그다음으로 암세포가 자라서 퍼질 기회가 생기기 전에 죽일 수 있을 정도로 암세포를 일찍 찾아내어 당신의 면역체계를 도와주는 방법도 있다.

암세포는 몸 안의 모든 동료 세포들을 희생시키면서까지 자신의 성장과 생존에만 집중하는 이기적인 세포다. 예를 들어 가임기인 친구 중 한 명이 최근 유방암에 걸렸다. 일반적으로 유방 세포 공동체는 다 같이 일해서 모유를 만드는데, 이것이 유방 세포가 담당하는 일이다. 그러나 유방 안에 있는 이기적인 암세포는 모유를 만드는 모든 세포를 제거하면서까지 자신의 성장에만 관심을 가진다.

또한 암세포는 영리하기도 하다. 암세포가 가장 좋아하는 영양분은 당이기 때문에(구체적으로 글루코스, 즉 포도당-옮긴이), 악의적으로 세포막을 변형시켜 더 많은 수용체(신호 전달을 목적으로 세포막이나 세포질, 세포핵에 들어가는 단백질-옮긴이), 혹은 "들어와!"라며 당을 불러들이는 문을 만든다.

내 유전자가 나를 암에 걸리게 했다! 일반적으로 사실이 아니다. 암에 걸리는 경향이 유전될 수는 있지만, 반드시 암 '유전자'가 유전되는 건 아니다. 대부분 암은 유전되지 않는다. 실제로 지난 20년 동안, '유전적 소인'(즉, 내 부모에게 있으니 나도 걸릴 수 있다)은 별로 중요하지 않은 암 요인으로 강등되었다. 예를 들어 못된 유전자인 BRCA1과 BRCA2는 전체 유방암의 5%에서만 요인으로 작용한다고 여겨진다. 일반적으로 암을 일으키는 요인은 대략 80%가 환경적 요인이고, 많아 봐야 20%가 유전적 요인이다.

이건 좋은 소식이다! 새롭게 주목받고 있는 과학인 후성유전학(생활 방식이 유전자에 미치는 영향)과 영양유전학(식사 습관이 유전자에 미치는 영향)은 유전적 경향이 발현되는 것을 우리가 대부분 통제할 수 있음을 증명하고 있다.

뒤에서 배우겠지만, 특정한 식습관과 생활 방식은 세포가 나쁘게 행동하고 통제 불능으로 증식해서 암을 일으키게 만들 수 있다. 세포의 행동에 영향을 주는 4가지 주요 원인은 생활 방식, 운동, 태도, 그리고 영양 섭취다. 세포를 건강한 생활 방식, 운동, 태도, 영양 섭취의 환경에서 키우면 암에 덜 걸린다.

3장에서는 당신 몸 안의 모든 세포를 건강한 환경으로 되돌리고 건강한 상태가 유지되도록 식단과 생활 방식을 활용하는 방법에 대해 배우게 될 것이다.

미국 표준 식단이 우리의 토양이 된다 숫자나 통계를 좋아하지는 않지만, 우리 몸의 세포가 계획되지 않은 환경에 놓이면 암이 발생한다는 주장을 뒷받침할 때, 한 가지 상관관계가 두드러진다. 우연하게도 미국에서 암의 증가는 생활 방식의 변화와 평행을 이루었다. 지난 50~70년 동안 산지 직송 농산물을 직접 먹기보다 상자에 들어 있는 음식을 먹기 시작했는데, 이것이 요즘 미국 표준 식단이라고 불리는 변화다. 더 오래 앉아 있고 덜 움직이기 시작했다. 스트레스를 더 많이 받기 시작했다. 한마디로 우리 몸에 있는 암세포가 더 잘 자랄 수 있는 토양 환경을 만들어줌으로써, 이러한 암의 씨앗을 부추긴 것이다.

쌍둥이 연구는 모든 것을 말해준다 일란성 쌍둥이는 생물학적 부모가 가진 질병보다 입양 가족이 가진 질병에 걸리는 경향이 있다. 역시 유전자보다 생활 방식이 더 큰 암의 요인임을 보여준다.

씨앗보다 토양이 더 중요함을 보여주는 또 다른 과학적 발견은 북미와 캐나다의 원주민 사회를 연구할 때 발견되었다. 원주민들은 제2차 세계대

전 후에 설탕과 정제 곡물이 많이 함유된 가공식품으로 인해 암 발병률이 3배 이상 증가하기 전까지는, 암에 걸릴 위험이 매우 낮았다. 이와 유사하게 일본이나 중국의 낮은 유방암 발병률처럼, 특정 암 발병률이 낮은 문화권의 여성이 미국으로 이주할 때 암 위험이 2~4배 증가했다. 두 경우 모두 유전자가 그렇게 빠르게는 변할 수 없었다. 차이점은 식단과 생활 방식일 수밖에 없는 것이다.

좋은 세포가 어떻게 나빠지는가 유전자는(다른 많은 것 중에서) 세포 대사의 내부 언어인 효소를 만든다. 효소는 세포에 "성장하고, 증식하고, 건강하고, 오래 살고, 몸에 좋은 일을 하라"라고 말하는 것이다(마치 엄마처럼!). 하지만 가끔 발암물질이라고 하는 생화학적 침입자가 세포 안으로 들어가서 이러한 건강한 세포 간 통신을 방해한다. 발암물질의 나쁜 언어는 세포가 통제 불능으로 성장하고 증식하게 만들어 암으로 변하게 한다.

해로운 환경에서 살아가는 어려움 때문에, 현실적으로 우리 주변의 모든 발암물질을 피할 수는 없다. 우리는 발암 가능성이 있는 용기에 담긴 독소가 뿌려진 식품을 섭취하고, 유독한 공기를 마시고, 화학 처리된 물을 마시는 등 수많은 발암물질에 노출된다. 하지만 우리는 발암물질을 가능한 한 최소화할 수 있고(9장을 참조하라), 발암물질과 더 잘 싸울 수 있도록 우리 몸 안의 면역체계 군대를 똑똑하게 만드는 데 집중할 수 있다. 자, 다음은 암을 퇴치하는 면역체계 역할에 대해 자세히 살펴보자.

암은 몸이 불균형 상태라는 뜻이다

암은 기본적으로 세포부터 시작해 몸이 불균형 상태라는 걸 의미한다. 세포 안에는 두 세트의 유전자가 섬세하게 균형을 이루고 있다. 암을 촉진하는 종양유전자(가속 페달)와 종양을 억제하는 항종양유전자(브레이크 페달)다. 보통 이 둘은 자동으로 균형을 이루고 있다. 종양유전자 쪽으로 기울어 이 균형이 깨지게 되면(발암물질에 의해서든 식단과 생활 방식에 의해서든, 아니면 그냥 운이 좋지 않아서든) '암에 걸리게' 된다.

암 치유와 미래의 암 예방은 면역체계부터 시작해 몸의 균형을 되찾는 것을 의미한다. 일반적으로 건강은 면역체계가 균형을 이루는 것이다. 우리가 면역체계를 '똑똑하게' 해야 한다는 용어를 사용하지만, 실제로 가장 잘 맞는 용어는 '균형'이다. 면역체계가 너무 '강해지게' 되면, 과도하게 싸우거나 혼란스러워져서 건강한 세포를 죽이기 시작할 수 있다. 이것이 자가면역 질환의 원인이다. 우리는 면역체계 군사들이 선택적으로 세균과 암세포를 찾아내서 싸우고, 건강한 조직은 건드리지 않기를 원한다.

당신 몸 안에 있는 면역체계 군대를 알아야 하는 3가지 이유가 있다.

1. 대부분 암은(대부분 질병과 마찬가지로) 약해진 면역체계에서 비롯된다.
2. 암 자체가 면역체계를 약화시킬 수 있고, 이로 인해 다른 질병에 걸릴 확률이 높아진다.
3. 암이 아니라 당신의 면역체계 군대에 초점을 맞추는 사고방식으로 전환하면 치유에 도움이 된다.

암은 해킹한다 면역체계 군대는 계속해서 순찰하면서 암세포를 찾는다. 하지만 암세포는 교활하며 면역체계를 해킹할 수 있다. 살아남기 위해서 면역체계를 잠들게 하거나, 면역체계 군사들을 무력화시키거나, 보호벽을 세우기도 하고, 면역체계 군대가 암세포를 나쁜 세포로 인식하지 못하도록 변장하기도 한다. 심지어 일부 면역 세포를 유인해 암세포 군대에 합류시켜 배신자가 되게 할 수도 있다. 암세포는 또한 '잠을 잘' 수 있는데, 이는 면역체계 군대의 눈에 띄지 않고 여기저기 돌아다닌다는 의미다. 몇 년 후 암세포가 자라거나 퍼질 때까지 당신이 느끼지 못할 수도 있다.

우리 몸 전체를 이루는 수조 개의 세포는 끊임없이 증식하고 있는데, 그중 일부 세포가 통제 불능으로 증식할 때 암세포가 된다. 슬픈 소식은 누구나 몸에 암세포가 있다는 것이다. 좋은 소식은 건강한 면역체계가 이러한 암세포를 죽이고 암이 자라지 못하게 한다는 것이다.

자연살해세포(NK세포)라고 하는 면역체계 일부인 최고의 암 정복 군대를 따라, NK세포가 당신을 위해 싸우는 방법을 알아보자.

NK세포란 무엇이고, 뭘 하며, 어떻게 싸우는가?

NK세포는 내가 병원에서 회진 돌던 때를 떠올리게 한다. 우리 팀의 임무는 심각한 사고나 질병이 발생했을 경우 현장으로 달려가 신속한 대응을 할 수 있도록 준비하는 것이었다. 이것이 NK세포가 하는 일이다. NK세포는 암세포를 죽이는 신속한 구조요원이다.

건강한 비암성세포에는 사실상 NK세포 군대에 "쏘지 마! 우리는 아군 소속이야!"라고 알려주는 생화학적 바코드(MHC-1이라고 한다)가 표시되어 있다. 건강한 세포가 암으로 변하면, MHC 바코드 보호 기능을 잃게 된다. NK 군대에 들키지 않는 경우에만 세포가 종양으로 자라게 된다.

NK세포를 면역체계의 특수 부대라고 생각하라. NK세포는 끊임없이 수

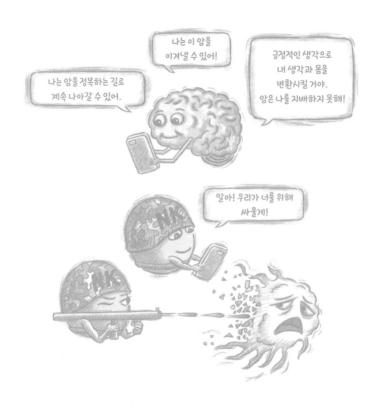

색 및 파괴 임무를 수행하고 있는 중무장한, 잘 훈련된 세포 군사들이다.
NK세포가 암세포를 찾으면, 암세포에 자석처럼 끌려서 달라붙는다. 그러
면 NK세포는 퍼포린('뚫는다'라는 의미를 가진 단어로, 기공 형성 세포용해 단백질-옮긴
이)이라고 하는 생화학 총알을 사용해서 말 그대로 암세포 막에 구멍을 뚫
고 그랜자임(granzyme, 세린단백질분해효소-옮긴이)이라는 암세포를 녹이는 효소
를 세포 안으로 주입해서 암세포를 죽인다. 패배하고 쪼그라든 암세포는
이제 세포 쓰레기가 되어 면역체계의 쓰레기 수집가인 대식세포(세포 조직이
나 이물질, 미생물, 암세포 등 건강한 몸에 존재하는 단백질이 아닌 것을 흡수하고 소화시키는 식
세포 작용을 하는 백혈구의 한 유형-옮긴이), 일명 '대식가'에 의해 제거된다.

NK세포는 다른 면역 세포와 달리 바이러스에 감염된 세포와 암세포를 처음 인식했을 때 바로 공격하도록 만들어졌기 때문에 '자연' 세포라고 부른다. 면역체계 군대의 다른 부대는 활성화되려면 사전 노출이 필요한데, 이것이 백신이 만들어진 원리다. 이전에 독감에 걸려야만 독감 바이러스에 대한 면역을 형성하는 것도 이것 때문이다.

NK세포는 골수에서 만들어지고 혈액 중에 있는 백혈구의 10~15%를 구성한다. '좋은 녀석들'(건강한 세포와 조직)을 보호하고 '나쁜 녀석들'(암세포)을 파괴하는 NK세포의 임무는 '수용체'라는 것을 통해 이루어진다.

몸 전체에는 세포들이 소통하는 거대한 소셜 네트워크가 있다. 이 네트워크의 '메시지'는 생화학적인 메시지인데, 주로 발신자에서 수신자로 이동하는 단백질 분자이며, 세포막에 있는 수용체(생화학 메시지 보트용 부두)를 통해 받는다. NK세포는 좋은 세포가 '수신'하는 생화학 메시지를 보내는데, 나쁜 세포에는 그 메시지를 받는 수용체가 없다. 좋은 세포는 "나는 친구야. 나 괴롭히지 마. 나를 위해 싸워줘"라는 답장을 보낸다. NK세포가 그 세포를 나쁜 세포라고 감지하면 그 세포에 맞서 싸운다.

그 메시지가 현명하거나 건강할수록, 그리고 NK세포가 영리할수록 의사소통은 더 효과적으로 이루어진다. 이것이 당신의 면역체계를 똑똑하게 하기 위한 우리의 암 정복 계획의 주요 목표 중 하나다.

당신의 면역체계 팀을 머릿속에 그려보아라 흥미로운 연구결과에 따르면, 암세포를 죽이고 조직을 치료하는 암 퇴치 군사 모습을 마음속에 그려보는 유도 심상법(긍정적 이미지를 떠올려서 스트레스를 줄이는 심리치료-옮긴이)을 이용해서 면역체계 군대가 당신을 위해 싸우는 방식을 바꿀 수 있다. 앞에서도 언급했듯이 생각으로 당신의 두뇌를 바꿀 수 있다. 마찬가지로 당신의 면역체계 또한 생각으로 더 좋게 혹은 더 나쁘게 바꿀 수 있다. 이것이 긍정적인 사람과 낙천적인 사람이 부정적인 사람과 비관적인 사람보다 면역체계가 더 건강한 경향을 보이는 이유다.

우리의 암을 정복하는 계획은 2가지 주요 메커니즘을 통해 암을 예방하고 이기는 데 도움을 준다.

1. 2장에서 배운 것처럼, 세포 주변에 건강한 토양을 제공하여 세포가 암으로 변하는 것을 방지한다.
2. NK세포의 수와 싸움 능력을 증가시켜서 당신 몸 안에 더 많은, 그리고 더 잘 훈련된 면역체계 군대를 갖추게 한다.

요약하면, 이것이 암 치유다.

NK세포가 더 영리하게 싸우도록
도와주는 5가지 방법

당신이 무엇을 해야 하는지 NK세포가 알려줄 수 있다면(실제로 우리에게 알려주지만, 대체로 우리는 듣지 않는다), 어떻게 생각하고, 먹고, 움직이고, 자고, 공유해야 하는지에 관해 다음과 같은 팁을 줄 것이다.

1. 우리를 믿어. 우리에게 스트레스를 주지 마!
2. 너를 위해 더 잘 싸울 수 있게 우리에게 영양분을 줘.
3. 더 많이 움직이고, 더 적게 앉아 있어!
4. 잠을 잘 잘 때, 우리는 더 잘 싸워.

5. 다른 사람이 치유될 수 있게 도와줘. 치유 계획을 공유해봐.

NK세포 군대의 잠재력을 발휘하는 5가지 열쇠를 당신이 쥐고 있다고 상상해보라.

"우리를 믿어. 우리에게 스트레스를 주지 마!"
"나는 암이 두려워"보다 "나의 면역체계 군대가 나를 치유해줄 거라고 믿어"라고 생각하는 데 더 많은 시간을 보내라. 의학에서 가장 신비한 기적 중 하나는 자기통제를 하는 암 정복 사고방식을 가진 암 환자가 절망감과 무력감을 느끼는 환자에 비해 더 똑똑한 NK세포를 지녔다는 관찰 결과다.

희망은, 치유다.

저명한 면역학자들이 이러한 결과가 어떻게 일어나는지 설명하는 이론이 있다. 우리가 치유될 거라고 믿을 때, 우리의 몸과 마음은 사이토카인(세포를 움직이게 하는 것)이라고 하는 특정 유형의 생화학 메시지를 NK세포에게 보낸다. "우리는 너를 믿어. 이제 가서 그 암세포들과 싸워." 이렇게 말하는 메시지다.

NK세포는 당신의 감정에도 민감한데, 행복하고 희망적인 마음을 품을수록 더 치열하게 암에 맞서 싸우는 더 똑똑한 NK세포를 만들어낼 수 있다. NK세포에는 순환하는 스트레스 호르몬 수치를 감지하는 수용체가 있어서 이 수치에 반응한다. NK세포는 스트레스 호르몬 레벨이 너무 오랫동안 높게 유지되면 약해지거나 스트레스를 받는다.

정신신경면역학 대가이자 신경과학자 캔더스 퍼트(Candace Pert) 박사는

51

자신의 저서 『감정의 분자』에서 자신의 감정에 더 잘 대처하는 사람들(슬프고, 행복하고, 화나는 생각을 현명하게 다룰 수 있는 사람들)이 더 똑똑한 면역체계 군대를 지녔기 때문에 암에서 치유될 가능성이 더 크다는 것을 과학적으로 보여줬다.

당신의 감정이 흘러가는 방식이 면역체계 군대의 성장을 돕는다.

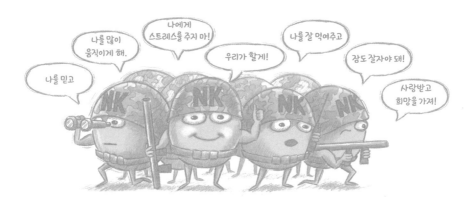

당신의 타고난 암 정복 군대가 더 잘 싸우도록 도와라

[생존자 마사의 말] 내 믿음의 효과를 확인시켜준 연구는 미국 국립암연구소(National Cancer Institute)의 과학자들이 유방암에 걸린 두 그룹의 여성을 연구한 것이었다. '나는 치유될 거라고 믿어' '내가 강해지는 게 느껴져' 등의 생각으로 암 정복 사고방식을 터득한 사람들은 절망적이고 무기력한 여성들보다 암 퇴치 NK세포 군대가 더 강했고, 그 결과 더 잘 치유되었으며, 더 오래 살아남았다.

유방암으로 투병하는 동안 마사는 간단한 등 마사지를 받는 걸 즐겼는데, 마사지를 받고 나면 매우 편안해 보였다. 이때 과학적으로 증명하는 걸 좋아하는 빌의 호기심이 발동했다. 예상대로 신체 접촉을 연구하는 과학자들은 유방암 투병 중 매주 여러 차례 마사지를 즐겼던 여성이 스트레스를 덜 받았고, NK세포 활성이 증가했다는 사실을 밝혀냈다.

빌 박사의 자기 치유 주문 "나는 암에 걸린 거지, 나 자신이 암인 건 아니야!"에 집중해라. 당신 몸에 있는 암보다는 당신이 할 수 있는 일에 집중하고, '좋은 녀석들,' 즉 당신의 건강한 세포와 몸 안의 면역체계에 더 집중하라. 반면에 '나쁜 녀석들,' 즉 당신 안에 있는 암세포에 지나치게 집중하는 건 치유 에너지를 낭비하는 것이다.

나는 내 면역체계 군대를 사랑하기 때문에 내 암이 두렵지 않아.

당신의 암 정복 계획에 이름을 붙여라!

당신 마음에 드는 암 정복 용어를 만들어서 사용하라. 우리는 암과 '싸우다', 면역체계 '군대'를 무장시키다 같은 용어를 사용한다. 이러한 군사적 은유가 효과가 있고 거기에 몰입하게 해준다. 반면에 어떤 사람들은 자기 몸 안에서 '전쟁'이 일어난다는 생각을 좋아하지 않고 치유, 건강, 목적에 중점을 둔 언어를 사용하는 걸 선호한다.

몸 안에서 나쁘게 행동하는 세포를 무엇이라고 부르든, 악의적인 암세포보다 당신이 가진 도구에 더 주의를 집중하라. 누구나 몸 안에 암세포를 가지고 살아가지만, 암세포가 우리를 지배하게 두어서는 안 된다.

"너를 위해 더 잘 싸울 수 있게 우리에게 영양분을 줘"

5장에서 배우게 되겠지만, 면역체계 군대를 똑똑하게 먹일수록, 군대는 당신을 위해 더 영리하게 싸울 것이다. 똑똑한 8가지 암 정복 식단 팁을 최대한 많이 따르도록 하라.

암 정복 식단 부분이 이 책에서 가장 길고 가장 자세하게 설명되어 있는 걸 보게 될 것이다. 이것은 무엇을 그리고 어떻게 먹는지를 바꾸는 게 가장 빠르고 가장 지속적인 암 정복(그리고 암 예방) 효과를 낼 수 있기 때문이다.

"더 많이 움직이고, 더 적게 앉아 있어!"

운동은 면역체계를 활성화시킨다. 6장에 나열된 암을 정복하는 운동의 7 가지 효과에 대해 곰곰이 생각해보라. 전 세계의 어느 약국에도 운동의 암 치유와 예방 효과에 견줄만한 암 치료제는 없다. 당신이 움직일 때 몸에서 만들어내는 약은 처방받는 항암제와 달리 도움만 줄 뿐, 해로운 영향이 없다.

운동은 NK세포의 숫자와 '세포용해 강도'라고 하는 '살상' 능력을 모두 증가시킨다. 한마디로 움직이는 사람은 앉아 있는 사람에 비해 더 많은 NK세포와 더 똑똑한 면역체계 군대를 갖게 된다는 이야기다. 또 하나의 특별한 규칙으로 NK세포 숫자의 증가는 당신이 얼마나 똑똑하게 운동하는지에 비례한다(6장을 참조하라). 만일 NK세포가 말을 할 수 있다면, 이렇게 말할 것이다. "우리를 더 많이 움직이게 하면, 너를 위해 더 잘 싸울 거야!"

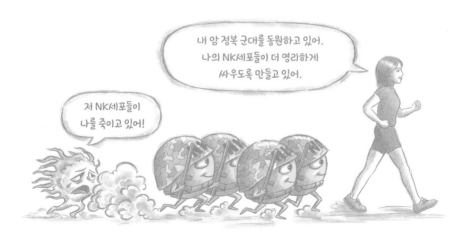

운동은 당신의 암 정복 군대를 동원하게 한다

더 깊이 들어갈 준비가 되었는가? 당신이 면역체계 군대의 전략을 담당하고 있다고 상상해보라. NK세포를 신속하게 동원할 수 있도록 어디에 주둔시키겠는가? 답은 내피라고 하는 혈관 내벽이다. 이것은 세균과 암세포를 공격하기 위해 NK세포가 빠르게 혈류로 들어가서 몸의 어디로든 갈 수 있게 해준다.

백혈구(면역체계 군대 부대, NK세포가 그 부대 중 하나다)는 몸의 3곳에서 진영을 이루고 있다. 혈류, 조직, 그리고 혈관 내벽이다. 실제로 백혈구의 2%만이 혈액에 존재한다. 나머지는 조직에서 일하고 있거나 '변연,' 즉 혈관 내벽에 붙어서 준비된 채로 기다리고 있다.

NK세포 대부분을 포함한 약 50%의 백혈구 군대는 혈관 내벽에 주둔하고 있다. 당신이 일어나 몸을 움직이면, 증가한 혈류가 그 내벽을 따라 '전단력'(크기가 같고 방향이 서로 반대되는 힘들이 어떤 물체에 대해서 동시에 서로 작용할 때 그 대상 물체 내에서 면을 따라 평행하게 작용하는 힘. 유체에 쏠릴 때 받는 힘-옮긴이)을 발생시켜서 NK세포가 '탈 변연,' 즉 쉬고 있던 자리에서 떨어지게 만들고, 혈류 내의 NK세포 수를 증가시키고, NK세포가 싸우는 곳인 '귀향 목적지'로 이동하게 한다. 운동 후에는 이 많은 NK세포와 백혈구 중 상당수가 내피 진영으로 돌아간다.

친구들과 상쾌한 산책을 하면서 "내 몸 안에 있는 타고난 면역체계 군대를 동원하고 있어"라고 자랑하는 걸 상상해보라. 아니면 면역에 관해 정말 똑똑해 보이고 싶다면, "내 백혈구를 탈 변연시키고 있어"라고 말해라(운동이 어떻게 당신의 면역체계 군대를 동원하는지에 대해서는 6장을 참조하라).

운동에 대한 면역체계의 정확한 반응은 개인마다 매우 다르지만, 일반적으로 혈류로 분비되는 NK세포 수의 증가는 운동 강도에 비례한다. 운동 방식에 따른 면역체계 군대의 반응 또한 운동의 강도와 시간뿐만 아니

운동은 당신의 면역체계 군대를 동원시킨다

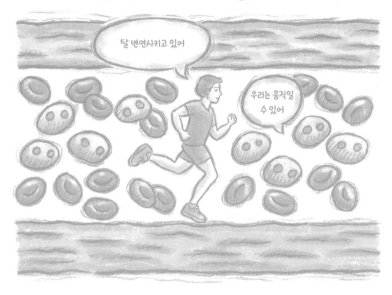

앉아 있으면 당신의 면역체계 군대는 멈추게 된다

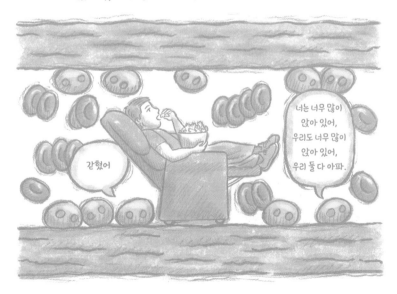

라 당신이 얼마나 건강한지에도 달려 있다. 당신이 건강해질수록 당신의 면역체계도 더 건강해지고, 건강을 유지할 확률도 더 높다. 보통 미리 대비한 노인들(30대, 40대, 그리고 50대에 건강했던 사람들)이 덜 건강했던 사람들에 비해 운동을 통해 더 나은 면역체계 군대의 효과를 누린다(이것이 나이 들고 암이 발생할 가능성이 높을 때를 대비해 면역체계 군대를 준비시켜야 하는 이유다. 조금이라도 젊을 때 소파에서 일어나야 한다!).

나이가 들면 NK세포 군대는 어떻게 될까? 다른 많은 계통과 마찬가지로 면역체계가 노화의 자연스러운 영향으로 약해진다는 일부 연구의 결론을 우리는 그다지 신뢰하지 않는다. 나이보다는 우리의 습관 때문이라고 생각한다. 기억해야 할 건 나이가 들수록 더 많이 움직여야 한다는 것이다. 앉아서 지내는 수많은 사람들이 빌과 같은 의사들이 '의자병'(대표적으로 허리, 목 추간판탈출증, 거북목 증후군, 손목터널증후군이 있다-옮긴이)이라고 부르는 질병을 앓고, 면역체계 기능 장애도 겪는다. 우리는 여기에 상관관계가 있다고 생각한다. 노인들이 덜 앉아 있고 더 움직여야 하는 또 다른 이유가 있다. 대부분 사람은 나이가 들면서 근육량은 감소하는 데 반해, 체지방량은 증가한다. 하지만 똑똑한 면역체계 군대가 필요로 하는 것과 정반대다.

밖에 나가 놀아라 자연은 당신의 NK세포를 키운다. 군대는 밖에서 훈련하니까 말이 된다. 실외 운동을 '제곱 운동'이라고 부르는 이유와 실외 운동이 당신을 위해 더 잘 싸우도록 면역체계 군대를 어떻게 똑똑하게 만드는지 알아보라(6장 참조).

"잠을 더 잘 잘 때, 우리는 더 잘 싸워"

수면 부족과 암의 상관관계는 상습 야간 근무자들에게서 암 발생률이 증가하는 것이 관찰되면서 밝혀졌다. 잠을 자는 동안 면역체계 군대는 임무를 보고하고 암세포를 포함한 세포의 지저분한 것들을 치우기 시작한다.

당신의 면역체계 군대가 균형을 잃으면 암이 발생한다는 논리를 생각해보라. 양질의 수면은 면역체계 군대의 균형을 향상시킨다. 그러므로 암과 더 잘 싸울 수 있도록 잘 자야 한다.

NK세포는 양질의 수면을 좋아한다. 수면의 질이 좋을수록, 당신의 NK세포 양과 질도 좋아진다. 또 하나의 특징은 똑똑한 야간 근무 면역체계 군대가 세균을 더 잘 겨냥한다는 것이다. 암 투병 중 많은 사람이 '동반 질환'이라고 알려진 감기나 다른 감염병을 많이 앓는다.

수면 부족은 이중으로 안 좋은 영향을 미친다. 당신의 면역체계 군대, 특히 NK세포를 약화시키고 암세포에 영양분을 공급하는 생화학적인 변화도 만들어낸다.

수면과 암의 관계에 관한 더 많은 정보는 8장을 참조하라.

"다른 사람이 치유될 수 있게 도와주고, 치유 계획을 공유해"

면역체계는 당신의 감정에 매우 민감하다. 친구들과 교류하고 친구들을 도우면 만족감을 느끼게 된다. 암 치유 언어를 배우고, 당신만의 치유 계획을 만들고, 당신의 투병을 기록하면서 암 투병 중인 다른 사람들, 특히 최근에 암을 진단받은 사람들에게 경험을 공유하라. 친구와 다음과 같은 대화를 한다고 상상해보라.

"암에 관한 생각을 멈출 수가 없어. 너는 낮에 무슨 생각해?" 친구가 말했다. 나는 "내 몸 안에 있는 면역체계 군대에 대해 생각해. 면역체계 군대가 나를 위해 더 잘 싸우게 하기 위해서 내가 할 수 있는 일이 뭘까 생각하지"라고 말했다. "오, 그 면역체계 군대에 대해 더 자세히 말해줘. 그게 내가 해야 할 일 같네!"

친구에게 당신이 배운 걸 말해줘야 한다. 그러면 아마도 스스로에게 놀랄 것이다. 복잡하고 헷갈리는 면역체계 군대라는 주제를 흥미롭고 이해하기 쉬운 용어로 설명할 수 있을 테니 말이다.

[빌 박사의 말] 의사이자 교수로 지낸 50년 동안, 배운 것을 공유할 때 얻는 이중 효과는 늘 놀라웠다. 공유하는 걸 통해 더 잘 배우게 되고 내가 '헬퍼스 하이'(정신의학적 용어로써 말 그대로 도움을 주는 사람들의 기분이 좋아지는 현상-옮긴이)라고 부르는 감정, 즉 나눔으로써 기분이 좋아지는 걸 느끼게 되기 때문이다.

당신만의 면역요법을 만들어라

면역요법은 약물을 사용해 개인의 면역체계 군대, 특히 NK세포가 더 영리하게 싸우도록 유도하는 걸 의미한다. 이 흥미롭고 새로운 암 치료 분야를 연구하면서 빌 박사는 다음과 같이 깨달았다. "그게 이 책에서 가장 중요한 거야. 당신만의 면역 치료제 만들기!"

Part 2

당신의 암 치료 의료진과
현명하게 파트너가 되는 방법

좀 더 잘 준비된 환자는 현명한 파트너다. 이제부터 현명한 결정을 내리기 위한
올바른 마음가짐을 가졌으니(이제 "나는 암을 정복할 수 있다!"가 당신의 새로운 일상이
다), 당신이 암을 정복하도록 도와줄 전문가팀과 좋은 파트너가 될 방법을 배울
차례다.

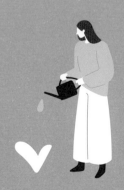

제 3 장

암 치료 팀에게
기대할 수 있는 것

암에 걸렸다는 진단을 받자마자 처음 드는 생각이 '이제 어떻게 되는 거지?'일 수 있다. 이제 당신의 치유를 도와줄 의학 전문가팀을 만나게 된다.

당신이 만나게 될 첫 번째 멤버는 암 정복 팀의 리더이자 전술을 맡은 주장이자 당신에게 어떤 다른 전문의들이 필요할지 조언해주고 그러한 필요를 채워줄 특정 멤버를 추천해줄 사람, 바로 종양 전문의다. 종양 전문의는 당신이 수술을 하게 될 경우 어떤 수술이 필요할지 말해주고, 항암제(화학요법) 또는 표적 X-ray 치료(방사선치료)가 필요한지에 대해서도 자세히 설명해줄 것이다.

아마도 한 명 이상의 암 수술 전문의를 만날 것이다. 종양 전문의가 당신에게 수술이 필요하다고 판단하면, 외과 전문의는 수술에 어떤 것이 포함되는지, 병원에서 무슨 일이 있을지, 어떤 종류의 수술을 시행할지에 대한 전반적인 설명, 그리고 어떻게 당신에게 도움이 되는지에 관해 자세히 설명해줄 것이다(당신의 외과 전문의와 현명하게 일하는 방법에 관한 팁은 4장을 참조하라).

필요하다면 수술 후 종양 전문의와 다시 만나 화학요법에 관해 자세히 이야기하게 될 것이다. 어느 정도 용량을 사용할 것인지, 얼마 동안 치료하게 되는지 등에 관해 설명해줄 것이다. 종양 전문의는 당신의 암을 치료하기 위해 화학요법이 어떻게 계획되었는지, 발생할 수 있는 역효과는 무엇인지, 당신이 가진 암을 정복하는 데 있어 화학요법이 어떻게 도움이 되는지를 보여주는 연구에 관해 설명해줄 것이다.

필요한 경우에는 방사선 종양 전문의를 만나 방사선치료의 종류, 치료 횟수, 발생할 수 있는 역효과에 대해 의논하게 되는데, 이 면담은 주로 종양 전문의와 외과 전문의 면담 후에 이루어진다. 하지만 일부 암의 경우 수술이나 화학요법 전에 방사선치료가 시행되기도 한다. 이것은 종양 전문의 첫 진료 때 의논하게 될 계획 중 하나다.

종양 전문의들은 암을 정원에 있는 잡초에 빗대어 설명하는 걸 좋아한다. 외과 전문의, 전통적인 종양 전문의, 방사선 종양 전문의들은 잡초를 뽑고 죽이는 사람들이다. 잡초를 뽑고 죽이는 동안, 치료팀의 나머지 멤버들은 잡초가 통제 불능으로 자라지 못하게 한다. 건강한 식물(당신의 세포)은 계속 자라도록 신체의 정원에 있는 토양을 비옥하게 만드는 법을 가르쳐주고, 그렇게 하도록 도와준다.

반드시 알아야 할 암 용어

치유의 여정 동안 새로운 언어를 배워야 한다. 당신의 팀을 만날 때 그들이 사용하는 용어를 미리 알고 있으면 도움이 된다. 당신이 듣고, 보고, 말하게 될 용어는 다음과 같다.

암 '게'를 의미하는 그리스어 카르키노스(karkinos)에서 유래됐다. 현미경으로 보면 암세포에서 뻗어져 나온 지나치게 많은 혈관이 마치 게의 발처럼 종양을 덮고 있는 것처럼 보이기 때문이다.

세포자살 '떨어지다'를 의미하는 그리스어에서 유래됐다. 각 세포가 맡은 일이 언제 끝나고 그 세포가 언제 은퇴할 수 있는지를 알려주는 유통기한이 모든 세포에 찍혀 있다고 상상해보라. 그것이 세포자살이다. 정상 세포는 자신의 유통기한에 순응한다. 암세포는 이 유통기한을 무시하고 계속 자라며 침투한다.

종양학 '종기'를 의미하는 그리스어에서 유래됐다. 종양은 종기의 형태로 나타나기 때문이다. 종양학은 암 과학과 암 치료를 다룬다.

수술 신체를 절개하여 주변 정상 조직에 영향을 주지 않도록 주의하면서 암 종양을 물리적으로 제거하거나 최대한 많이 제거하는 절차다.

화학요법 정맥 주사나 알약을 통해 암세포를 죽이게끔 설계되고 연구된 약물 사용이다. 화학요법 때 여러 가지 약물을 처방받을 수도 있다. 이는 감염을 없애기 위해 하나 이상의 항생제를 사용하는 것과 유사한 원리다. 이상적으로, 어느 정도 이론적으로는 약물은 더 많은 암세포를 죽이고 약물에 대한 저항성을 갖게 되는 암세포를 적게 남겨둔다. 암세포를 100% 죽이고 다시 자랄 암세포를 하나도 남겨두지 않는 것, 이것이 암 치료의 가장 큰 소망이다.

방사선치료 암세포를 죽이기 위한 표적 X-ray 빔을 사용한다.

생존율 같은 유형 및 진행 단계의 암에 걸린 사람 중, 몇 퍼센트가 생존하는 경향이 있고 얼마나 오래 사는지 알려주는 숫자다. 하지만 사람마다 걸린 암이 다르고 암 퇴치 능력도 다르다는 걸 명심하라. 종양 전문의와 먼저 얘기해보기 전에는, 이러한 확률을 신경 쓰지 않기를 조언한다(생존율을 더 자세히 이해하려면, 4장을 참조하라).

개인 맞춤형 암 치료 '통합적인 암 치료'라고도 하는데, 이러한 암 치료 접근방식은 환자 개인의 생활 방식, 운동, 태도, 영양분 섭취, 습관, 나이, 암의 진행 단계, 혈액 검사 및 의사가 환자 맞춤형 치료 계획을 세우도록 도와주는 다른 요인들을 고려한다.

보완대체의학 보완대체의학(complementary and alternative medicine)은 기존 진료와 함께 보완 또는 기존 진료 대신 대체 사용되는 의료 제품이나 시술이다. 기존 치료법에 비해 대부분은 보통 알려진 바가 적은데, 치료법이 안전하고 효과적임을 증명하기 위해 길고 신중한 연구 과정을 거친다. 보완대체의학에는 보충제, 매우 큰 용량의 비타민, 약초 제제, 특별한 차, 침술, 마사지 치료, 자석 치료(자석이 만들어내는 자기장 또는 자성을 이용해 신체의 특정 부분에 자극을 주어 질병을 진단하고 치료하는 치료법이다. 가장 일반적인 방법은 신체 일부분 또는 아픈 부위에 자석을 붙이는 등 자극을 주거나 몸 전체에 자기장을 쪼이는 것이다-옮긴이), 영적 치유, 명상이 포함될 수 있다(당신에게 맞는 개인 맞춤형 치료 계획에 보완대체의학과 전통적인 암 치료법을 융합하는 방법은 4장을 참조하라).

무진행 생존 기간 무진행 생존 기간은 암과 같은 질병을 앓는 환자의 치료 중 혹은 치료 후 더 이상 악화되지 않는 기간을 뜻한다. 종양 전문의에게 듣고 싶은 좋은 말일 것이다. 이는 당신이 암에서 살아남았다는 것을 뜻할 뿐만 아니라 암이 재발할 가능성이 작아 보인다는 의미기도 하다. 모든 환자와 종양 전문의의 소원이다.

자녀가 암에 걸렸다는 사실을 자녀에게 알리는 방법

당신이 암에 걸려서가 아니라 당신의 자녀가 암에 걸려서 이 책을 읽고 있다고 해보자. 암에 관해 어떤 방식으로 이야기해야 자녀에게 암을 정복하는 사고방식을 심어주고, 암 투병 과정에서 좋은 파트너가 되도록 할 수 있을까?

양육은 한마디로 자녀 인생에서 성공하기 위한 도구를 알려주는 것이다. 암을 정복하는 자녀만의 도구 상자를 만들어줘라. 자녀의 나이와 의학적 필요에 맞는 대화로 시작하라.

"네 아름다운 몸은 많은 작은 세포들로 이루어져 있어. 이 세포들은 계속해서 자라고 개수가 늘어난단다. 그렇게 네가 커지고 아름다워지는 거야. 때로는 이런 좋은 세포가 못된 세포로 변해. 엄청나게 커지고 너무 빨리 자라지. 몸에 있는 일부 기관에 침투하면서 어떨 때는 좋은 세포를 다치게 하려고 해. 싸움이 시작되는 거지. 하지만 얘야, 걱정하지 마. 못된 세포가 좋은 세포를 해치지 못하게 막아주는 커다란 군대가 네 튼튼한 몸 안에 있단다. 네 몸속을 들여다보고 군대가 너를 위해 어떻게 싸우는지 보자."

그런 다음 앞에서 정리한 NK세포에 관한 내용을 읽어보고 이야기해봐라. 이 책에 있는 그림들을 가이드로 삼아, 자녀의 이해 수준에 맞는 그림을 그려보면 더 좋다.

대화하는 동안 잠시 자리를 떠야 하는 상황이 생길 것이다. "화장실 다녀올게"라고 말하고 몇 분 정도 나가서 실컷 울고 나서, 당신의 괴로움을 뒤로 하고, 심호흡을 하라. 그러고 나서 가능한 큰 미소를 띠고 자녀에게 돌아가, 자녀에게 치유와 인생을 위한 도구에 대해 가르쳐라.

"네가 의사 선생님과 부모님이라는 치료팀을 만난 건 큰 행운이야. 의사 선생님들이 그 못된 세포들을 없애주는 약을 주실 거야. 엄마랑 아빠는 네가 할 수 있는 일을 알려줄게. NK세포의 똑똑한 군대가 못된 세포들을 물리치고, 좋은 세포를 더 많이 자라게 하는 걸 도와주는 너를 위한 기술이지."

아이들이 음식을 조금씩 베어먹듯이, 치유 조언도 조금씩 자주 해주는 것을 좋아한다는 걸 명심하라. 중간중간 말을 멈추고 당신이 가르쳐주는 도구에 대해 자녀가 이해하고 있는 내용을 이야기하는 걸 들어보라.

마지막으로 모든 연령대를 위한 우리의 좌우명을 자녀와 함께 나눠라. "네 몸 안에 있는 암보다 암을 정복하는 몸속의 군대에 더 집중해."

암 '백신'을 맞아라

'뭐라고! 암 백신이 있는지도 몰랐네.' 이렇게 생각할 것이다. '백신'을 어떻게 정의하느냐에 달려 있다. 미국 질병통제예방센터(CDC)는 백신을 '사람의 면역체계를 자극하여 특정 질병에 대한 면역을 생성하는 물질'이라고 정의한다. 천연두와 소아마비 같이 무서운 질병을 그렇게 엄청나게 감소시킨 일반적인 소아 백신을 생각해보라. 소아마비 백신 같은 주사를 맞으면, 백신은 몸에 그 질병에 걸리지 않도록 대항하는 항체(소아마비를 퇴치하는 전사)를 만들라고 가르친다.

암 '백신'을 당신이 암에 걸리는 것을 예방하고 암을 치유하는 데 도움이 되도록 신체의 면역체계를 자극하는, 당신이 복용할 수 있고, 만들 수 있고, 할 수 있는 모든 것이라고 생각하길 바란다. 당신이 배우고 사용하게 될 도구가 대부분 유형의 암을 예방하는 당신만의 백신을 만드는 것과 같다고 생각하라. 주사를 한 번 이상 맞아야 하거나 항체를 유지하기 위해 때때로 '부스터 샷'을 맞아야 하는 일반적인 백신과 달리, 당신만의 백신은 오랜 시간에 걸쳐(아마 '일일 부스터 샷'을 매일 평생 맞아야 할 수도 있다) 조금씩 매일(어쩌면 매시간) '정량'을 맞아야 한다. 하지만 이 '백신'을 신체의 정해진 시간에 맞춰서(이른 나이에 시작할수록 더 잘 작용한다) 정량을 맞게 되면, 암을 예방할 수도 있고, 암의 중증도를 낮춰줄 수도 있고, 치유할 수도 있다. 이것이 이 책에서 우리가 정의하는 '백신'이다.

실제로 암 백신에 대한 연구도 있다. 미국 국립암연구소에는 종양 면역학 및 생물학 연구실(Laboratory of Tumor Immunology and Biology, LTIB)이라는 분과가 있다. 종양을 표적으로 해서 면역체계를 똑똑하게 하는 암 백신을 개발하는 것이 이 분과의 목표다. 종양 전문의가 당신의 암에 적합한 최신 일부 '표적 치료'에 대해 이야기할 수도 있다(4장 참조).

제 4 장
·············

암 치료 의료진과 협력하기

현명한 환자와 현명한 암 치료 의료진이 파트너가 되면, 서로에게서 가장 좋은 것을 이끌어낸다. 4장에서는 암 치료 의료진이 당신에게 귀 기울이게 끔 말하는 방법과 의료진의 말을 듣는 방법에 대해 배울 것이다. 암 환자들이 가장 도움이 된다고 생각하는 도구와 암을 치료하는 의사들이 자신의 환자가 사용했으면 하는 도구를 알려줄 것이다.

첫 진료를 위해 준비하라

암 치료 계획을 위해 종양 전문의를 처음 만날 때, 당신은 아마 여전히 "암에 걸렸어!"라는 충격에 휩싸여 있을 것이다. 이는 치유로 향하는 당신만의 길을 찾는 능력에 영향을 줄 수 있다. 암 진단 초기 대부분의 사람은 명확하게 생각할수록 스트레스를 받는다. 하지만 준비를 잘하면 할수록, 걱정이 줄어든다.

초반에 암 전문의와 면담할 때 당신만 확실한 정보를 찾는 게 아니다. 의사들도 마찬가지다. 암 전문의들은 당신이 겁이 나는지 아니면 준비가 잘 되어 있는지 구별하도록 훈련받았다. 종양 전문의가 "기분이 어떠세요?"라고 묻는 걸 상상해보라. 당신은 재빠르게 "선생님, 저 준비됐어요. 『암, 당신도 이겨낼 수 있습니다』라는 책을 읽고 있어요. 두려움에 정신적인 에너지를 낭비하지 않고 암을 정복하기 위한 저만의 계획을 세우고 있어요"라고 답한다. 그렇다면 종양 전문의에게 최고의 치료를 받을 준비가 된 것이다.

[종양 전문의의 생각] 첫 번째 면담 때 환자들은 대개 너무 많은 생각에 사로잡혀, 내가 말하는 것의 반도 이해하지 못한다.

컴퓨터를 현명하게 사용하라　당연히 진단받자마자 '검색창 의사'가 뭐라고 하는지 알아보려고 컴퓨터로 달려가고 싶을 것이다. 하지만 그러지 말아라. 당신에게 맞는 정보가 무엇인지 선택할 준비가 가장 되어 있지 않은 바로 그 순간, 수많은 정보를 감당하기가 벅찰 것이다.

마음가짐이 먼저, 정보는 그다음　많은 통계와 "이것을 하라"와 "이것을 섭취하라" 같은 수백 가지의 의견을 받아들이기 전에, 이 책의 첫 번째 부분에서 암을 정복하는 사고방식을 기르는 것에 관한 부분을 읽어보고 생각해보라. 지금 당신은 진심으로 이야기하는 친구들과 돈에 굶주린 인터넷 광고 모두에 취약한 상태라는 걸 기억하라. 보고 듣는 것 중에서 현명하고 신중하게 선택하도록 자신을 프로그래밍하라. 당신의 마음가짐은 치유로 향하는 출발선이다. 마음을 어지럽히지 말아라.

읽어라! 암 치료 의료진과의 첫 번째 면담 2주 전에(면담이 2주도 안 남은 경우에는 최대한 빨리), 병원에 연락해보라. "선생님, 가장 신뢰할 수 있는 짧은 논문, 책, 온라인 사이트나 문서를 보내주세요. 제가 그걸 읽고 다음 면담을 더 잘 준비할 수 있게요." 암에 대해 잘 알수록, 덜 불안해질 것이다. 그러면 당신에게 맞는 암 치료를 받게 될 가능성도 크다. 검색 사이트가 아닌 의사에게 정보를 요청하면, 당신이 받는 정보가 과학에 기반한 정보임을 확인하는 셈이다. 숙제를 할 때 더 신중하게 선택할 수 있도록 도와달라고 의사에게 요청하는 것이다.

이미 암 치료 의료진에게 진료받는 중이라면, 다음 진료 때 한번 이야기해보라. "선생님, 제 암 종류와 진행 단계에 대해 읽어보려고 하는데, 읽어볼 만한 짧은 논문과 추천할 자료를 이메일로 보내주실 수 있을까요? 그리고 제 암에 가장 잘 맞는 부분과 제가 생각해봤으면 하는 점들을 표시해주세요."

[종양 전문의의 조언] 이제 막 진단받은 암 환자들이 주로 하는 실수는 너무 많은 조언을 너무 빨리 받는 것인데, 조언 대부분이 그 환자의 암과 관련된 게 아니다. 그보다는 신뢰하는 종양 전문의에게 그들의 암과 전반적인 건강에 잘 맞는 가장 과학적인 논문을 골라달라고 부탁해야 한다.

종양 전문의가 미리 준비할 수 있게 하라 각 면담 며칠 전에 종양 전문의에게 당신이 느끼는 것, 읽고 있는 것, 하고 있는 것을 한 페이지에 글머리 기호를 사용해 한눈에 볼 수 있도록 개요를 적어서 이메일로 보내라. 첫 번째 면담을 위한 예시는 다음과 같다.

- 점점 더 희망이 생기고 덜 두려워요.
- 『암, 당신도 이겨낼 수 있습니다』를 읽고 있어요.
- 통계가 제 두려움을 줄여줄 거라고 생각하시는 게 아니라면, '생존율'과 '말기' 같은 단어는 생략해도 될까요?
- …에 있어서 결정을 내릴 수가 없지만, 선생님의 전문적인 조언을 믿어요(4장에서 우리가 이 말을 추천하는 이유를 알아보라).

지혜롭고 열린 마음을 가져라

우리가 '똑똑한'이 아닌 '현명한'이라고 말하는 것에 주목하라. '현명한' 것은 '똑똑한' 것에서 한 단계 더 나아간 것으로서, 당신이 배운 것을 암에 적용하는 방법을 의미한다.

선택적으로 열린 마음을 가져라. 당신이 '모든 걸 시도해보고 싶어'라고 생각한다면, 의사와 이야기하라. 그러면 의사가 당신이 보고 들은 수많은 조언을 걸러내도록 도와줄 수 있다. 그다음에 당신에게 맞는다고 생각되는 조언에 집중하라.

암 연구 전문가와 상담하라 종양 전문의가 선택한 자료를 전달해주고 나면, 그 논문을 현명하게 읽는 전문적인 지침과 속성 강의가 필요할 것이다. 다음과 같이 해봐라.

1. 종양 전문의에게 각 논문에서 당신과 가장 관련 있는 중요한 부분을

설명해달라고 부탁하라.

2. "선생님, 이 논문을 어떻게 평가하세요?"라고 질문하라.

3. 다른 의사의 소견을 구하라(4장 참조). 당신이 사는 지역에 있는 암센터에 연락해서 다른 의사의 소견을 구하라.

화학요법을 할 것인가, 말 것인가? 그것이 문제다. 어떤 사람들은 '그 끔찍한 화학요법 안 할 거야!'라고 생각할 수 있다. 또 어떤 사람들은 '내 암을 죽이는 건 그냥 다 줘'라고 생각할 수 있다. 그보다는 '나에게 화학요법이 필요한지, 필요하다면 어떤 종류의 화학요법이 필요한지 확실히 알아야 해'라고 생각하는 편이 더 낫다. "나는 화학요법 안 받을 거야!"라고 고집하면, 그러한 당신의 마음이 당신에게 적절한 치료 계획을 세우는 것을 방해할 수 있다. 처방받은 치료법이 무엇이든, 다음과 같이 하는 것이 현명하다.

- 개인 맞춤형 계획을 만들기 위해 당신의 암 종류와 진행 단계, 당신의 나이, 전반적인 건강 수준에 맞는 과학적인 근거를 요청하라(4장 참조).
- 연구 해석에 대한 추가 의견과 전문가의 도움을 구하라.
- 급변점(tipping point)에 대해 질문하라(4장 참조).

개인 맞춤형 계획을 요구하라

'통합적인 암 치료'라고도 불리는 개인 맞춤형 암 치료는 개인의 생활 방식, 운동, 태도, 영양분 섭취, 습관, 나이, 암 진행 단계, 혈액 검사, 및 의사가 환자 맞춤형 치료 계획을 세우게 도와주는 그 밖의 요인들을 고려한다.

당신은 한 명의 사람이지, 확률이 아니다

종양 전문의는 '숫자 의사'이다. 그래야만 한다. 암 치료 프로토 콜인 '치료 권고안'은 통계를 기반으로 한다. 이러한 유형의 암 이 있고, 암의 진행 단계가 이러하며, 이러이러한 치료를 받는 환자는 생존 확률이 이 정도라고 말한다. 그리고 그 '생존율'은 특정 유형의 암에 걸린 많은 사람이 특정 치료를 받은 결과를 기반으로 한다. 예를 들어 항암제와 위약을 비교한 연구를 통 해 "이러한 화학요법을 받은 사람은 위약을 복용한 대조군보다 10% 더 높은 5년 생존율을 보였다"는 식이다.

하지만 당신은 한 명의 사람이지, 확률이 아니다. "당신과 같 은 암을 앓는 환자는 완치될 확률이 □□%다" 같은 통계를 보 고 듣게 될 것이다. 그러나 같은 암을 앓는 수천 명의 환자를 그 들의 나이, 암의 진행 단계, 관련 건강 상태, 마른 정도, 암 정복 사고방식, 도움이 되는 자원, 암 정복 식단 수준 등에 따라 분류 한다는 건 거의 불가능할 것이다. 이것이 일부 통계 연구가 당신 에게 맞지 않을 수 있는 이유다.

생존율에 의문을 품어라 당신의 암과 치료의 생존율은 중요하지만, '나도 꼭 그렇다'라고 생각하지 말아라. 사람의 암세포와 암 퇴치 능력은 각각 다 르다. 오래된 수많은 연구는 이것을 고려하지 않았다. 다행히도 새로운 연 구들은 당신과 같은 나이, 암의 진행 단계, 생활 방식, 운동, 태도, 영양분 섭취 습관을 가진 사람들을 연구하고 그러한 단점을 보완해서 더 정확한 확률, '개인 맞춤형 생존율'에 도달하기 위해 노력하고 있다. 암 연구자들에게는 매우 어려운 일이지만, 당신에게는 좋은 일이다.

당신이 삶의 양과 질 모두를 누릴 자격이 있다는 것 또한 명심하라. 치료의 종류와 기간을 정하는 데 생존율은 중요하다. 하지만 암 연구가 측정하기 매우 어려운 삶의 질도 중요하다. 당연히 오래 '생존하기'를 원하지만, 오랫동안 삶을 누리며 살아가는 것도 원한다. 종양 전문의에게 가장 큰 숙제 중 하나는 수명 연장을 목표로 하는 치료 계획을 처방하는 동시에 이상 반응을 최소화하는 것이다(4장의 급변점 참조).

지식이 풍부한 환자로 눈에 띄고 싶은가? 코호트 연구에 대해 질문하라. '코호트'란 나이, 암 진행 단계 및 일반적인 건강 수준이 당신과 거의 일치하는 그룹을 뜻하는 연구 용어다. 완벽한 암 코호트는 현실적으로 존재하지 않는다. 각자의 암은 유일무이하고 각자의 면역체계의 싸움 능력 또한 다르다. 그러나 코호트 연구는 여전히 일반적으로 연구된 생존율보다 우수하다.

현재 코호트 연구는 미국의 암 연구에 들어가는 연간 50억 달러 중 가장 취약한 부분이다. 최고의 코호트 연구는 당신과 같은 암 종류와 암 진행 단계, 나이, 전반적인 건강, 생활 방식, 운동, 태도, 영양분 섭취 습관을 가진 최소한 수천 명의 사람을 포함한 것이다. 하지만 "물어보시는 것과 정확히 일치하는 코호트 연구는 이 병원에 없습니다" 같은 대답을 듣게 될 것이다.

개인 맞춤형 답변을 요구하라 "선생님, 저는 마른 체형에 건강하고, 똑똑한 면역체계를 가지고 있으니까 더 안전한 치료 계획이 적합하다고 생각하지 않으세요?" 아마 특정 정량의 화학요법이나 치료 기간을 권장하겠지만, 당신은 날씬하고 건강에 집착하며, 긍정적인 암 정복 사고방식을 가진 사람이고, 똑똑한 면역체계를 가진 사람일 수 있다. 당신에게는 치료 권고안이 제시하는 것보다 더 많은 또는 더 적은 치료가 적합할 수도 있다. 치료를 위해서는 약물과 그 정량이 당신에게 맞춰져야 한다(4장에 나온 마사의 개인 맞춤형 치료 이야기와 빌 박사의 비슷한 이야기를 참조하라).

종양 전문의의 딜레마

신뢰받는 종양 전문의들은 분명 환자에게 가장 도움이 되는 방향을 택하려 하지만, 그들 중 상당수가 다음 2가지 요인 때문에 한계를 느낀다. 치료 권고안, 그리고 유일무이한 각 환자의 나이, 암의 진행 단계 및 일반적인 건강 상태에 딱 맞는 다른 환자들에 관한 과학적인 연구의 부족이다.

종양 전문의는 종종 치료 권고안을 따라야 한다는 의무감을 느낀다(치료 권고안은 대부분의 경우 생존율에만 근거하는데, 이런 통계는 개인의 암 퇴치 능력을 고려하지 않는다). 종양 전문의가 직면하는 어려움을 상상해보라. 기존 방식을 따르면 적어도 많은 환자에게 효과가 있다는 걸 안다. 종양 전문의 입장에서는 약의 종류, 정량, 치료 기간 등에 있어 표준 권고안에 의존하는 것보다 당신만을 위한 맞춤형 치료법을 요구하는 걸 '더 위험한' 것으로 생각할 수도 있다.

[빌 박사 이야기] 마사가 유방암 진단을 받았을 때 운 좋게도 개인 맞춤형 치료를 받았다. 내가 대장암에 걸렸을 때 이미 경험한 덕분에, 개인 맞춤형 치료를 요청할 수 있다는 걸 알았기 때문이다. 하지만 종양 전문의에게 개인 맞춤형 치료는 다소 어려운 것이다. 단순히 통계나 '치료 권고안'을 따르는 게 더 쉽기도 하고, 때로는 더 주류이기 때문이다.

두드려라, 그러면 열릴 것이다 개인 맞춤형 암 치료 계획을 고집할수록 당신에게 맞춘 치료를 받을 가능성이 크다. 당신에게 맞는 치료를 위해 당신의 암 치료 의료진과 함께하겠다고 요청하면, 의료진도 당신을 도울 가능성이 크다. 이는 당신에게 더 긴 수명뿐만 아니라 더 높은 삶의 질도 가져다줄 수 있다.

종양 전문의 중 한 분이 우리에게 자주 했던 말이 있다. "네 마음을 잘 알아!" 주치의는 당신의 요구를 진지하게 받아들여야 한다. 주치의가 당신의 생각에 동의하지 않는다면, 그 이유에 대해 충분히 설명해줘야 한다.

개인 맞춤형 치료 계획을 고집해서
마사가 화학요법을 하지 않게 된 이야기

마사가 유방암 전문 수술을 받고 잘 회복한 다음에 할 치료는 화학요법이었다. 화학요법은 암세포를 죽일 뿐만 아니라 그 외 다른 부분까지 약해지는 대가가 따른다. 생명을 살릴 수도 있지만, 각 개인의 암에 맞게끔 약의 종류와 치료 기간을 신중하게 선택해야 한다.

마사의 종양 전문의가 우리에게 화학요법을 하는 것에 대해 어떻게 생각하는지 물었을 때, "아직 결정 못 했어요"라고 대답했다. 마사의 화학요법에 관해 설명을 듣고 치료 일정을 잡기로 한 면담 때였다. 가장 좋은 화학요법을 선택하기 위해서 뿐만 아니라, 마사에게 화학요법이 정말로 필요한지 확인하기 위해 종양 전문의가 답변해줬으면 하는 질문 목록을 제시했다. 그리고 종양 전문의에게 마사의 치료 계획을 '개인 맞춤형'으로 하는 것에 대해 생각해달라고 부탁했다. 마사는 단순한 통계 그 이상을 원했다.

우리는 특히 수술 때 제거한 종양 샘플을 이용한 온코타입 DX 검사(유방암 조직에서 21개의 다른 유전자의 활성도를 측정, 분석하는 유방암 진단법. 유방암이 재발할 가능성과 화학요법이 얼마나 효과가 있을지 알려주는 검사-옮긴이)를 원했다. 이 획기적인 유전(개인 맞춤형) 검사는 종양이 화학요법에 반응할 가능성을 예측하고, 종양 전문의가 치료법을 선택하는 데 도움을 준다. 종양 조직을 1부터 100까지의 척도로 등급을 매기는데, 숫자가 낮을수록 화학요법이 필요할 가능성이 적다. 마사의 종양 전문의도 이 검사를 하는 것에 동의하면서, "이 검사 결과로 무엇이든 알게 된다면 정말 좋겠네요"라고 말했다. 1주일 후 종양 전문의에게 전화를 받았다. "마사, 저도 기분 좋게 놀랍네요. 11점이 나왔어요. 이 점수에 따르면 화학요법은 효과가 없을 거예요. 당신에게는 화학요법이 필요 없어요"라고 말했다.

올바른 때에 제대로 된 질문을 하지 않았다면, 개별 종양 생물학 검사를 하도록 마사의 치료 계획을 업그레이드하게 하지 않았다면, 마사는 불필요한 화학요법 때문에 몸이 약해졌을지도 모른다(온코타입 종양형에 관한 더 자세한 정보는 oncotypeiq.com을 참조하라).

[빌 박사의 조언] 50년 동안 의사로 근무하면서, 자신을 스스로 '파트너'로 업그레이드하는 환자는 무척 귀하게 여기게 되었다. 환자들이 과학적인 근거를 달라고 요구할 때, 최신 연구결과에 더 관심을 기울이게 되고, 더불어 환자들에게 최고의 진료를 제공하게 된다. 한마디로 '파트너'인 환자가 더 많이 준비되어 있고 많이 알고 있을수록, 그 환자는 의료진에게 더 나은 진료를 받을 확률이 높아진다.

역효과와 위험 · 이익 비율의 개념에 대해 의논하라

'부작용'과 '역효과'는 암 치료 의료진에게서 듣게 될 2가지 용어인데, 차이점을 알아야 한다. 부작용은 메스꺼움, 피로 등(흔하지만, 삶의 질을 거의 망가뜨리지 않고 보통 치료가 끝나면 빠르게 사라지는 쑤시거나 아픈 증상)과 같이 수많은 약물에 수반되는 가벼운 불편감이다.

반면 역효과는 종양 전문의가 약물을 중단하거나 약물의 정량을 줄일 만큼 삶의 질을 망가뜨린다. 예를 들어 약간의 뼈 통증은 부작용이지만, 뼈 손실은 역효과다. 사용하는 약물이 어떻게 암을 치료하는지에 대해 정확하게 사실대로 말해주는 건 삶의 질에도 영향을 준다. "선생님, 계속 이렇게 살 수는 없어요…"라고 이야기할 때, 그때 치료에 변화가 필요하다.

주치의에게 "치료받으면서 생길 수 있는 역효과는 무엇인가요? 그러한 역효과를 줄이기 위해서 제가 지금부터 할 수 있는 게 있나요?"라고 일찍 질문할 것을 권한다.

주치의가 이런 식으로 대답할 수도 있다.

"모든 의사, 특히 종양 전문의에게 있어 가장 큰 어려움에 대해 질문하셨네요. 저희가 처방하는 모든 치료, 특히 화학요법과 방사선치료에는 위험·이익 비율이 있습니다. 저희 목표는 치료 이익이 가장 높으면서 고통스러운 반응 위험이 가장 낮은 치료법을 처방하는 것입니다."

"문제는 각각의 암세포와 각각의 환자가 다르듯이, 환자마다 역효과 발생 또한 다르다는 것입니다. 개별적이고 전혀 예측할 수 없다는 것이 우리가 직면하는 문제의 요점입니다. 저희에게 주어진 것은 평균을 보여주는 연구일 뿐입니다. 다시 말해 숫자죠."

"피로, 통증, 메스꺼움, 속이 불편함, 브레인 포그 등 발생할 수 있는 증상들에 대해 미리 말씀드릴 수 있습니다. 하지만 치료를 시작하기 전에는 그중 어떤 증상을 겪게 될지는 알 수 없습니다. 그러니 환자분도 저도 유연하게 대처할 준비를 해야 합니다. 치료 중 역효과가 많이 생기고 위험·이익 비율이 높아지면, 치료 계획을 수정해야 합니다."

암 치료 의료진에게 역효과의 개념에 관해 물어보게 되면, 당신의 치유를 돕는 데 효과적이고 신체에 안전한 치료 계획을 세울 확률을 높이게 된다. 아마도 당신은 암을 치유하고 싶고, 동시에 몸이 좋지 않은 정도를 최소화하기를 원할 것이다.

당신의 주치의에게 모든 것을 이야기하라 의사가 제시한 치료 방법에 대해 걱정되거나 고통스러운 역효과가 있다면, 의사에게 이야기하라! 의사는 당신의 피드백을 기다린다. 그것을 숨기는 것은 당신과 치료 계획 모두에게 해가 된다.

마사의 방사선 종양 전문의를 다시 만났을 때, 그녀는 유방암 방사선치료 후 겪는 통증을 축소해서 이야기했다(4장 참조). 그때 마사의 '서기'인 빌이 나서서 의사에게 마사의 고통이 얼마나 심해 보였는지 말했다. 빌의 얼굴에 나타난 사랑과 걱정이 가득 담긴 표정을 보고 나서 마사의 의사는, 즉시 치료를 잠시 중단하는 것에 동의해줬다. 그리고 1주일 쉬는 시간을 허락해주었다.

당신의 급변점을 연구하라

우리의 암 투병 중 화학요법과 방사선치료의 횟수, 선택, 치료 기간의 전반적인 권고에서 빠진 게 있다는 것을 알았다. 우리는 이것을 '급변점'(티핑포인트, tipping point)이라고 부른다. 각각의 암 치료에서 당신은 어떠한 지점에 도달하게 된다. 이 상태에서 치료를 계속하게 되면 생존율은 몇 퍼센트 올라갈 수 있지만, 역효과가 급증한다. 치료를 중단하는 것이 현명할 수도 있는 시점이다.

급변점을 결정하는 것은 당신과 당신의 종양 전문의 파트너가 내려야 하는 가장 어려운 결정 중 하나가 될 것이다. 급변점은 생존율처럼 연구되지 않았기 때문이다. 현재 암 치료 계획에서 일반적으로 급변점은 고려하지 않는다. 급변점은 환자마다 모두 다르고 잘 연구되지 않았기 때문이다. 당신이 그 증상을 느끼기 시작할 때까지는 급변점이 어디인지 모를 것이다(예를 들어 "20번째 치료 이후에 가슴 통증이 너무 심해서 치료를 중단해야 했어"라는 식이다).

보여주고 이야기하라 당신이 급변점을 어떻게 이해했는지 당신의 종양 전문의에게 이야기하고 싶을 수 있다. "선생님, 제가 화학요법(혹은 방사선치료)을 받는 걸 권장하신다면 몇 번의 치료가 필요할까요?"처럼 당신이 염려하는 부분에 대해 용어를 사용해서 설명할 준비를 하라. 의사가 30번을 권장한다고 하자. 그러면 당신은 더 자세히 질문하라. "선생님, 선생님의 경험상, 그리고 과학적으로 치료가 약간만 도움이 되고 삶의 질을 크게 해치는 지점인 '급변점'은 몇 번째 치료가 될까요?" 다음과 같은 대답을 들을 준비를 하라. "몰라요. 일반적으로 30번의 치료로 70%의 생존율이 나온다고 하지만, 20번의 치료를 받은 경우의 생존율은 모릅니다."

[빌 박사의 급변점 이야기] 1997년, 대장암 전문 수술 후 막 회복했을 때였다. 수술 후 화학요법을 했다. 나는 매일 알약을 먹는 대신 정맥 주사로 화학요법을 했기 때문에, 시어스 가정의학 소아과(Sears Family Pediatrics)에서 일하면서 몇 주 동안 연장된 점심시간에 병원에 가서 정맥 주사 화학요법을 받았다. 그때까지는 괜찮았다. 그러고 나서 방사선치료를 받기 위해 매일 X-ray를 받으러 다녔다. 그 시절에는 방사선치료라는 게 굉장히 헷갈리는 것이어서 나 같은 의사들조차도 이해하는 데 어려움을 겪었다. 그래서 그냥 내가 신뢰하는 방사선 종양 전문의의 의견을 따랐다. 그러다 방사선치료를 90% 정도 마쳤을 때, 너무 무기력해지는 부작용을 겪게 되었다. 그렇게 어느 날 밤 깨닫는 순간이 있었다. 급변점에 다다른 것이었다. 방사선치료를 계속함으로써 얻는 약간의 생존율 증가가 엄청난 조직 손상과 장기적으로 심각한 부작용을 겪을 확률과 비교해 그다지 중요하지 않게 된 것이다. 그다음 날 내가 신뢰하는 방사선 종양 전문의와 급변

점의 개념에 관해 이야기한 것이 기억난다. 나는 방사선치료를 중단하고 20% 더 치료받는 것을 하지 않기로 결정했다고 말했다.

몇 주 후 내 상태가 거의 정상으로 돌아왔을 때, 그 의사가 의학 모임에서 나에게 위로의 말을 건넨 것이 생각난다. "당신의 치료 중단 결정은 옳았어요. 표준 치료법이 제시하는 횟수보다 적었다는 건, 그만큼의 횟수를 덜 했다는 거니까요."

치료 불안을 다스려라

거의 모든 암 환자와 (그들보다는 덜하지만) 암 치료 의료진은 치료에 대한 다양한 걱정으로 고통받는다. "적극적으로 암을 치료하지 않는다면 재발할 가능성이 더 커질까? 그렇다고 너무 강하게 암을 치료하면 남은 인생 동안 삶을 누리지 못하고 역효과로 고통당하면서 생존자로만 살게 될까?"

[마사의 경험담] 유방암 방사선치료를 받는 동안 빌과 나는 모두 극심한 치료 불안을 경험했다. 우리 셋 모두(빌, 나, 나의 종양 전문의) 암세포 공격성에 관한 연구(4장 참조)를 한 덕분에 나에게 화학요법이 필요하지 않다는 것에 안심했지만, 방사선치료 과학은 다소 모호해 보였다. 돌이켜보면 급변점이 없었다면, 23번의 치료로 '치료'가 될 수 있었을까 싶다. 그때는 방사선 화상으로 피부가 너무 아파 휴식을 취해야 했던 시점이었다. 하지만 '표준 치료법'이 28번의 치료였기 때문에, 28번의 치료를 모두 받고(1주일을 쉬고 어느 정도 회복한 후에) 낮은 에너지를 사용하는 5번의 '부스트' 치료를 더 받는 것에 동의했다. 나중에 몇 년이 지나고, 종양 전문의 말을 따르는 대신 치료를 일찍 끝내기로 선택한 것을 후회하게 될까봐 두려웠기 때문이다.

[빌 박사의 경험담] 아내와 55년간 결혼생활을 했기 때문에 그녀가 아프면 나도 아프

다. 뛰어난 외과와 종양학과 진료를 받을 수 있었지만, 약간의 치료 불안도 있었나. 의사로서 나에게 방사선치료 과학은 암 치료 전 분야를 통틀어 가장 설득력이 없는 분야였다. 권장되는 5번의 '부스트' 치료는 과학적 근거가 설득력이 없었다. 첫 번째, '부스트' 치료로 예상되는 생존율 증가는 약 2%뿐이었다. 두 번째, 몇몇 저명한 종양 전문의들은 1%의 여성에서 '부스트'가 방사선에 노출된 부분(절개선에서만)에 암을 유발할 수 있다는 우려를 보였다. 마지막으로 참고할 만한 마사의 나이, 암의 진행 단계, 전반적인 건강 상태에 적합한 방사선치료 코호트 연구도 없었다. 우리의 치료 불안은 계속 심해졌고 마사는 33번의 모든 치료를 견뎌냈다. 마사의 의사는 '부스트'는 훨씬 낮은 에너지이며 절개선에만 특정된 다른 종류의 방사선 빔이라고 설명해주었고, 의사의 판단을 믿고 권고한 대로 치료를 진행했다.

빌 박사의 치료 불안에 관한 조언

얼마 전 친한 친구 중 한 명이 전화를 했다. 그 친구 이름을 '잭'이라고 하겠다. "빌, 내 사랑하는 아내가 얼마 전 매우 초기 단계의 폐암으로 수술을 받았는데, 화학요법과 방사선치료를 거부하고 있어. 내 아내와 얘기 좀 해봐줘"라고 이야기하는 그의 목소리에서 불안감을 느꼈다. 그래서 친구 아내인 '지나'와 다음과 같은 대화를 나누었다.

"지나, 화학요법과 방사선치료를 받는 거에 대해 어떤 결정을 했는지 얘기해줘요(심리치료에 박사학위를 가진 똑똑한 사람이었기 때문에 그녀의 논리를 들어보고 싶었다)."

"둘 다 받고 싶지 않아요. 둘 다 싫어요." 지나가 강하게 말했다.

나는 내가 할 수 있는 역할, 즉 암 치료사, 의사, 자가 훈련 심리치료사가 되었다.

"어떻게 그런 결정을 내렸는지 말해봐요." 어떠한 판단도 내리지 않는 태도로 답했다.

"그 끔찍한 부작용에 대해 들어봤어요. 그 부작용들을 겪고 싶지 않아요!" 지나는 자기 생각을 공유했다.

"종양 전문의에게 뭐라고 할 건데요?" 내가 물었다.

"'선생님, 화학요법이나 방사선치료 모두 받고 싶지 않아요.' 이렇게요." 지나가 답했다.

나는 다음과 같이 설명했다. "지나, 현실적으로 그러한 결정은 혼자서 내릴 수 없고, 내려서도 안 돼요. 종양 전문의에게 그런 식으로 당신의 신념을 얘기하는 건 큰 잘못입니다. 첫째, 암이 재발하게 되면 심각한 치료 불안을 겪게 돼요. 둘째, 종양 전문의가 당신을 환자로 원하지 않게 될 수도 있어요. 대신 이렇게 말해봐요. 의사가 '지나, 화학요법과 방사선치료를 시작하는 것에 대해 어떻게 생각해요?'라고 물으면서 결정을 내리라고 하면 '선생님, 결정을 못 하겠어요. 그중 하나라도 받지 않거나 둘 다 받지 않는 쪽으로 마음이 기울기는 하지만, 선생님의 조언을 믿어요. 제가 염려하는 부분에 대해 다루고 있는, 선생님이 가장 신뢰하는 화학요법과 방사선치료에 관한 논문 3개를 보내주시면 제 결정 불안에 도움이 될 것 같아요. 제 암의 종류, 나이, 진행 단계, 전반적인 건강 상태, 면역체계 건강 정도에 적합한 화학요법과 방사선치료에 관한 코호트 연구나 다른 연구 같은 거요. 치료받지 않은 그룹의 생존율에 비해 치료받은 그룹의 생존율이 몇 퍼센트인지, 역효과 위험도가 몇 퍼센트인지, 급변점에 대한 제 불안을 달래줄 수 있는 치료 횟수에 관한 부분을 표시해주시면 도움이 될 것 같아요'라고 말해봐요."

이런 방식의 대화는 효과적이고 당신에게 가장 좋은 방법이다. 먼저 당신이 아니라 종양 전문의가 실제 최종 결정자가 되도록 해야 한다. 그렇게 하지 않으면 암이 재발하거나 더 진행되었을 때, '내가 좀 더 열린 마음을 가졌어야 해'와 같이 자신을 탓하게 된다.

또한 이렇게 대답하면 당신의 암 치료 의료진의 주의를 끌게 되고, 의료진은 '예리한 환자네'라고 생각하게 된다. "어쩔 수 없어요, 이게 표준 치료법이에요"라면서 뒤로 물러나는 대신 어떤 치료를 받을지, 치료 횟수는 몇 번일지 등을 포함한 당신만의 맞춤 치료법을 만들 수밖에 없는 것이다. 거기다 종양 전문의가 당신이 가진 암에 적합한 화학요법과 방사선치료에 관한 최근의 새로운 연구나 다른 의견을 찾아보게 만들 수도 있다.

다른 의사의 소견을 구하고, 또 구하라

의학의 모든 분야 중 암 치료는 여전히 다양한 의견이 충돌하고, 연구에 투자되는 비용에 걸맞는 높은 수준의 진료가 이루어지지 않고 있다. 다른 의사의 소견이 필요하다면, 미국 국립암연구원이 지정한 암센터에서 받는 것을 권장한다.

[빌 박사의 화학요법을 선택한 이야기] 백혈병 진단을 받고 내 암을 치료할 의료진을 선택하기 시작했다. 나는 화학요법을 받아야 했다. 암 치료 화학요법 중 가장 위대한 과학적 돌파구 중 하나인 표적 치료를 받고 싶었다. 첫 번째 종양 전문의는 처방할 수 있는 약물 중 가장 센 약물을 처방하고 싶어 했다. 나는 이전에 암을 앓을 때 배웠던 생존율이 약간 올라가면 그에 대한 상충 작용으로 이환율(집단 중에서 어떤 병에 걸린 환자의 빈도를 백분율로 표시한 것-옮긴이)이 매우 증가하는 지점인 급변점 때문에 첫 번째 의사의 의견은 적절하지 않다고 생각했다. 약물이 셀수록 부작용도 세진다. 두 번째 종양 전문의는 새로운 형태의 표적 치료를 처방하기를 원했지만, 그 치료법에도 비슷한 역효과가 있었다.

그러다가 이러한 유형의 화학요법에 관한 최초의 임상시험 일부에 실제로 참여했던 종양 전문의에게 세 번째 의견을 얻을 수 있을 것 같았다. 검색 결과 캘리포니아대학교 어바인 암센터 원장 리처드 반 이튼 박사를 알게 되었고, 그는 내 정보를 읽어보고 치료 연구를 위해 그가 허가한 몇 개의 논문을 보내주었다. 이전 2명의 전문의들과 달리 반 이튼은 가장 오래 사용되어 왔고 가장 적은 역효과를 가진 약물로 치료를 시작하는 게 나에게 가장 적합할 거라고 생각했다. 다시 말해 반 이튼 박사는 '세게 치고 잘되기를 바라라'가 아닌 '낮게 시작하고 천천히 가라'의 철학을 따르고 있었다. 그 이후 나머지는 나의 건강한 암 치유 역사다. 이 글을 쓰는 현재 나의 만성 골수성 백혈병은 99.99% 존재하지 않는다. 정말 고마워요, 반 이튼!

당신의 걱정을 나누어라 다른 치료법을 찾고 있다면 당신의 주치의에게 다른 의사의 소견을 구하고 있다는 것을 꼭 알려야 한다. 당신이 전통 방식의 종양 전문의에게 전통 방식의 치료를 받기로 결정했다고 하자. 하지만 전통 방식과 통합적인 방식 각각의 장점을 이용하기 위해 통합적인 방식의 종양 전문의(개인 맞춤형 치료 전문인 종양 전문의)에게도 진료받기를 원한다. 당신이 2명의 의사 모두에게 진료받고 있다고 이야기하는 것은, 모든 암 치료 의료진에게 당신은 2가지 방식을 섞은 가장 최고의 것을 원한다는 것을 전달하는 셈이다. 그러면 암 치료에서 당신이 추구하는 수준의 치료를 받게 될 확률이 높아진다.

통합적인 방식의 종양 전문의를 당신 팀에 포함해야 하는가?

전통적인 방식과 통합적인 방식의 종양학은 서로의 균형을 잡아줄 수 있다. 예를 들어 전통적인 방식의 종양 전문의가 권고하는 방사선치료나 화학요법은 위험·이익 비율이 높아서 생존율이 몇 퍼센트 올라가는 반면, 이환율은 훨씬 더 많이 증가할 수 있다. 통합적인 방식의 종양 전문의는 이 위험도를 낮출 수 있는 보완 치료를 제시함으로써 균형을 잡아줄 수 있다.

지식이 많은 환자들은 2가지 방식을 모두 요구하기 때문에 요즘에는 최고의 대학병원 암센터 중 많은 곳이 전통적인 방식과 통합적인 방식의 종양학을 갖추고 있다. 이러한 파트너십이 가장 최고다.

치유를 위한 병원 보금자리를 준비하라

수술 후에 컨디션이 어떨지, 얼마나 빨리 회복될지는 큰 차이가 있을 수 있지만, 깨어나는 순간 그 주변 환경이 회복을 더 잘 도와줄 수 있다. 수술이 예정된 날 적어도 1~2주 전에는 가족과 친구들에게 기억할만한 물건, 미소 짓게 하고 웃게 만드는 것, 회복하는 동안 병실에서 보고 듣고 싶은 건 무엇이든 가득 채워달라고 부탁하라. 눈을 떠서 당신의 결혼식 날, 가장 좋았던 휴가지에서의 사진 등을 보게 된다고 상상해보라. 수술받고 하루나 이틀 안에, 심지어 수술받은 당일에 환자들이 퇴원할 수 있도록 많은 것들이 좋아졌지만, 때때로 병원 생활이 길어질 수도 있다. 병원 보금자리에 있는 시간이 길수록 꾸밀 것들이 많이 필요하다.

[빌 박사의 병원에서 회복하던 때의 기억] 1997년 대장암 수술을 받고 깨어난 때가 아직도 기억난다. 병실에서 내가 가장 좋아하는 음악이 흘러나오고 있었고, 내가 가장 좋아하는 사진들은 침대에 최대한 가깝게 벽에 붙여져 있었다. 카리브해에서 인생 최고의 가족 여행을 위해 빌렸던 큰 보트에 우리 가족 14명이 서 있는 사진이었다. 동시에 그 사진이 두 달 동안의 항해를 성공적으로 마치고 행복하게 웃고 있었을 때 찍은 것이 떠올랐다. 그러한 기억을 머릿속에 떠올리는 것으로, 뇌에 있는 고통 중추에서 멀어지고 행복 기억 중추에 집중하게 되었다.

전망 좋은 방

암 수술이나 암 합병증으로 병원에서 회복 중이거나 집에서 요양 중이지만 실내에만 갇혀 있다면, 침대나 의자가 창문 쪽으로 향하게 하라. 가능하다면 초록색이나 자연경관이 보이는 창문을 향하게 해서 가능한 한 많은 시간을 보내라. 일본에서 간호사들이 오랜 시간 관찰해온 연구에 따르면, 큰 창문이 더 나은 치유를 촉진한다고 한다. 이 연구는 같은 병원에 입원한 두 그룹의 수술 환자들을 비교했다. 정원이나 산이 보이는 창문을 향하고 있는 침대에서 생활한 환자들이 벽을 향하고 있는 침대에서 생활한 환자들에 비해 더 빨리 회복되었고, 더 일찍 퇴원했다.

감사의 말은 기분을 좋아지게 한다

암 치료 의료진들은 모든 의료진 중에서 가장 스트레스받는 사람일 수 있다. 과학은 계속해서 발전하고, 치료법은 개인 맞춤이 되어야 하며, 이 분야는 매우 빠르게 변화하기 때문에 가장 최신 연구에 대해 계속해서 공부하는 것이 어려울 수 있다. 환자의 좋은 결과를 통해 남을 돕는 데서 느끼는 즐거움과 뿌듯함이 있겠지만, 동시에 약간의 치료 불안을 겪을 수도 있고 결과가 긍정적이지 않을 때는 자기 자신을 의심하게 될 수도 있다. 이러한 이유로 감사 편지나 선물, 그들의 수고에 감사함을 나타내는 다른 작은 소중한 것이 그들에게 큰 고마움이 될 것이다. 더 나아가 당신의 기분도 좋게 만들어줄 것이다.

마사의 유방 외과 전문의 앤더슨이 전하는
도움이 되는 치유 조언

암 진단 이후의 시간은 여러 가지가 될 수 있다. 무섭고, 혼란스럽고, 낙담하고, 심지어 분노가 치밀기도 할 수 있다. 하지만 수술, 치료, 그리고 소망하는 암 이후의 삶을 위한 토대를 마련하는 매우 귀중한 시간이 될 수도 있다.

환자의 경험은 각각 다르지만, 암은 절대 쉽지 않다. 그러나 우리의 마음, 몸과 정신을 잘 준비시키면 이 책이 주목하는 것처럼 최고의 치료 결과를 만들 수 있다.

마음: 당신의 가장 큰 자산이 되도록 하라

연구에서도 분명하게 나타난다. 당신의 마음가짐은 암 치유 결과에 엄청난 영향을 준다. 예를 들어 수술 전에 불안과 우울감을 많이 겪는 환자들은 합병증이 증가하고, 입원 기간이 길어지고, 다시 병원에 입원하는 경우가 증가한다는 연구결과가 있다. 감정적으로 큰 스트레스를 받으면 면역이 억제되기 때문에 유방암 환자들에서 암이 전이될 위험도가 증가하는 것으로 나타났다.

물론 항상 '긍정적인 상태를 유지해야 한다'는 말이 아니다. 그건 불가능하다. 암 진단을 받으면 다양한 감정을 느끼게 된다는 점을 인지하고 이러한 감정에 대처하는 방법을 만들어 불안과 우울감에 사로잡히지 않는 것이 중요하다.

수술 전 불안감은 진단과 병의 특성, 수술을 받는 것으로 말미암아 주로 짧게, 갑자기 생긴다. 우리가 매일 겪는 일상적인 일이 아니다. 당신이 할 수 있는 최고의 방법은 성공의 마음가짐을 기르고 준비에 집중하는 것이다. 앞에 무엇이 놓여 있는지 모른 채 질병에 휩쓸리는 느낌은 강력한 불안의 원천이다. 그 과정에서 진단 결과의 포로가 되거나 수동적인 '승객'이 될 필요는 없다. 치료 과정에서 당신은 의료진의 파트너가 될 수 있고, 그렇게 되어야만 한다.

자신을 가르쳐라 알게 되는 정보가 때로는 무서울 수도 있다. 그래도 대부분 사람은 자신의 암과 수술에 관한 정보, 치료하고 회복하는 동안 겪을 수 있는 일에 대해 찾아보고 아는 편이, 모르는 것보다 덜 스트레스를 받는다고 생각한다. 외과 전문의도 당신의 질병과 치료 과정에 대한 많은 정보를 줄 것이고, 당신의 어떤 궁금증이든 기꺼이 대답해줘야 한다.

미리 계획을 세워라 미리 준비하고 해야 할 일을 정리하는 데 도움이 되는 체크리스트를 작성해보면 어떨까? 당신 손 닿을 거리에 있는 요양 공간 만들기, 수술하러 가고 돌아오는 교통편 마련하기, 미리 식사 준비하기, 매일매일의 집안일이나 활동을 도와줄 사람 준비하기, 사회적지지 형성하기 같은 사항들을 고려하라. 식사와 교통편 지원을 정리하는 데 도움이 될 수 있는 앱이 많이 있다. 미리 계획하면 암 이외에 집중할 수 있는 것이 생길 뿐 아니라, 수술 며칠 전 혹은 몇 시간 전까지 생길 수 있는 미래의 불안감도 없애준다.

당신의 팀을 믿어라 당신의 외과 전문의에 대한 확신이 있기를 바란다. 그렇지 않다면, 다른 외과 전문의를 선택하는 것도 전혀 문제가 되지 않는다. 하나의 팀처럼 느껴져야 한다. 수술하는 날이 되면, 수술 전부터 수술 후, 입원(해당이 된다면)까지 모든 과정을 맡기고 신뢰하는 것이 좋다. 그것을 이끌어가는 사람들은 수백 번, 수천 번 이 과정을 겪었고, 그들의 목표는 당신의 암이 사라지도록 돕는 것이다.

주의를 분산시켜라 앞서 언급한 준비를 했어도 어느 정도는 스트레스와 불안감이 남아 있는 것이 지극히 정상이다. 책 읽기, 친구, 가족과 함께 시간 보내기, 봉사하기, 기타 자신에게 도움이 되는 다른 모든 일과 같이 당신을 즐겁게 하는 모든 일을 계속하는 걸 잊지 말아라.

몸: 당신에게 유일한 것을 잘 다스려라

이 책 전반에 걸쳐 최상의 건강 상태를 위한 운동과 생활 방식의 중요성을 강조하고 있다. 당연히 운동과 생활 방식의 선택은 수술 전 준비, 수술 후 회복, 장기적인 결과에도 중요하다.

운동 사전재활(pre-habilitation) 또는 성공을 위해 몸을 준비한다고 생각해 보자. 수술 전에 적절한 근력 훈련과 유산소 운동을 시작하는 것은 최상의 회복을 위해 심장, 폐, 근육을 준비시키는 데 도움이 된다.

운동의 또 다른 효과는 암에 직접적인 영향을 준다는 것이다. 한 연구에 따르면 수술 전에 운동을 하는 것이 염증을 줄이고 면역력을 상향 조절하는 쪽으로 유방암 유전자 발현을 긍정적으로 변형시켰다. 이것은 암에 침투하는 NK세포가 증가하는 결과로 이어졌다! 이러한 사전재활의 효과 이외에도 1,300명 이상의 환자를 대상으로 한 또 다른 연구에서는 수술 전후에 1주일에 150분(즉, 하루에 22분이 조금 안 되게) 적당한 강도의 운동을 했을 때, 수술 1년 후 암 재발률이 거의 40% 감소했고 사망률은 거의 50% 감소했다. 2년 후 암 재발률은 55% 감소했고 사망률은 68% 감소했다. 비슷한 결과를 보여주는 비슷한 다른 연구들이 많이 있다. 이는 암 치료에서 운동의 중요성을 보여준다.

규칙적으로 운동을 하지 않고 있다면, 지금이 시작할 때다. 고를 수 있는 운동의 종류가 다양한데(예를 들어 유산소, 저항, 근력, 유연성, 균형 등), 유산소 운동이 스트레스와 불안을 낮추는 데 가장 효과가 있는 것으로 나타났다. 다행히 유산소 운동은 다양한 종류를 가진 광범위한 카테고리로서, 빠르게 걷거나 조깅, 수영, 자전거 타기, 줌바 같이 동작이 짜인 유산소 프로그램 이외에도 많은 운동을 포함한다. 수술 후 신체적 제약이 풀리면 다시 몸을 움직이는 것이 회복의 중요하고 긍정적인 부분이다.

생활 방식 우선 당신이 통제하는 생활 방식 요인은 단지 암에 걸릴 위험에만 영향을 주는 것이 아니다(미국 전체의 암 발병 사례 중 약 42%와 암으로 사망한 사례 중 45%는 생활 방식에서 비롯된 위험 요인과 관련이 있고, 가족력이나 유전된 유전자 변이로 인한 것은 5~10%에 불과하다). 암이 생활 방식으로 인해 발생했든, 환경적 요인에 의해 발생했든, 아니면 유전된 유전자 변이로 발생했든 관계없이, 생활 방식은 회복과 장기적인 결과에도 영향을 준다. 2009년에 프레드 허친슨 암연구센터(Fred Hutchinson Cancer Research Center)에서 수행한 연구에 따르면, 하루에 수술 후 2잔의 술을 마시는 것이 수술 후 합병증 위험을 2배 높이고, 하루에 1잔의 술을 마시는 것은 두 번째 유방암의 위험을 90%나 증가시킨다. 비만은 두 번째 유방암의 위험을 50% 증가시키고, 흡연은 120% 증가시킨다고 알려져 있다. 흡연은 상처가 아물 때 합병증이 발생하는 비율도 크게 증가시킨다.

결과적으로 흡연과 술을 줄이거나 하지 않는 것이 수술의 성공과 장기적인 결과를 매우 좋게 할 수 있다.

영양 몸이 필요로 하는 것을 공급해주는 것은, 수술에서 가장 잘 회복하고 상처 감염과 연관된 합병증의 위험을 줄이기 위해 꼭 필요하다. 신중하게 설계된 건강한 식단은 당신에게 필요한 모든 영양소와 그 이상을 제공할 수 있지만, 적절한 양의 섭취를 보장하기 위해 기능식품으로 영양소를 보충하는 것도 고려해볼 만하다(처방된 약과 제대로 작용하지 못할 수 있기 때문에 보충제를 먹기 전에 암 전문의와 상담해야 한다). 기본적으로 고려해야 하는 사항에는 단백질, 비타민 A, B, C와 D, 아연, 회복을 도와주는 오메가-3 지방산을 늘리는 것이다. 단백질 섭취를 늘리는 것이 세포매개면역(항체가 관여하는 체액 면역과 대응되는 개념으로 세포가 자기와 자기가 아닌 비자기를 구별해내서 비자기 세포를 파괴하는 면역 과정-옮긴이)에 긍정적인 영향을 주고 수술과 암 치료로 인한 근육 감소를 방지한다고 알려져 있다.

정신: 암에 걸렸다는 배신감이 들겠지만, 당신 몸을 용서하라

진단, 치료, 회복을 겪는 과정에서 정신은 과소평가된다. 정신은 보통 우리의 육체보다 큰 무언가를 뜻한다(일반적으로 긍정적이고 의미 있는 방식으로 우리를 앞으로 나아가게 하는 활력 또는 더 큰 힘을 의미한다). 하지만 정신도 희망, 지혜, 용기, 인내, 용서와 같은 성질을 가진다. 정신을 유지하고 기억하는 것은 암 진단과 치료의 폭풍 가운데 당신이 흔들리지 않도록 도와줄 수 있다.

정신이 더 나은 결과를 가져다준다는 걸 증명하는 확실한 연구는 아직 없지만, 희망을 유지하는 것이 암 치료를 더 잘 받는 것과 연관되어 있다고 예전부터 알려져 있다. 정신을 유지할 때 몸과 마음을 유지하기가 더 쉽다는 말이다.

하지만 어떻게 정신을 유지할 수 있을까?

그 방법은 각자 다 다른데, 일반적으로 여러 가지의 조합을 이용한다.

종교적 믿음, 가족, 친구, 감사를 실천하는 것, 일기 쓰기, 명상, 마음챙김 (Mindfulness, 요가의 명상 수행이나 불교의 참선과 같은 것에 뿌리를 둔 단어로 명상법 위주의 설명을 위해 사용된다-옮긴이), 때로는 같은 문제를 함께 나누는 공동체나 전문적인 상담이 암 치료와 회복 기간에 정신을 유지하는 데 일반적으로 기초가 되는 것들이다. 진단과 치료의 구덩이에서 벗어나 더 큰 그림에 집중하는 데 도움을 줄 수 있다. 더 큰 그림에 집중하게 되면 우리의 희망, 지혜, 용기, 인내, 심지어 용서까지도 다시 불러일으킬 수 있다.

암에 걸렸다는 사실이 자신의 몸에게 배신당한 것처럼 느껴질 수 있다. 하지만 많은 경우 용서가 회복의 중요한 요소가 된다. 유방절제술 같은 수술은 우리 신체의 형태나 작동 방식을 바꿀 수 있다. 이전의 몸을 잃은 것을 슬퍼하고 지금의 몸을 받아들여야 할지도 모른다. 언젠가는 그 변화를 축하할 수 있기를 바란다.

정신의 시험을 마주하고 싶은 사람은 없다. 그러나 그 시험을 통해 앞으로 인생의 어떠한 상황에서도 당신에게 도움이 될 희망, 지혜, 용기 등을 가지고 치료의 길 끝에 설 수 있다!

말라 앤더슨(Marla Anderson)
_미국 외과 전문의 협회 회원, 유방 외과 종양 전문의

당신을 응원하는 팀을 만들어라

의료팀 이외에 응원해주는 친구들, 사랑하는 사람들, 암 생존자와 인생을 누리며 살아가는 사람들, 특히 당신과 비슷한 암에 걸렸던 사람들로 구성된 또 다른 팀이 필요하다. 그 팀을 소중히 여겨라!

신중하게 선택하라 긍정적이고 사기를 높여주는, '좋은 기운'을 주는 멤버만 선택하도록 하라.

넘치는 조언으로부터 자신을 보호하라 보통 사랑하는 사람들은 "이 보충제 먹어봐" 같은 조언이나 충고를 쏟아붓는다. 먼저 종양 전문의가 준 치료 계획을 이해하라. 그러고 나서 점차 당신의 응원팀이 해주는 다른 조언을 받아들여라.

종양 전문의와 현명하게 협력하면서 얻는 이익

과학적으로 암 치유 사고방식을 가지고 의료진과 협력 관계를 잘 맺는 암 환자가 다음과 같은 것들을 경험할 가능성이 크다.

- 치료하는 동안 더 큰 확신과 침착함
- 불안과 우울감 감소
- 암 재발에 대한 두려움 감소
- 감정을 더 능숙하게 관리하는 능력

- 더 나은 의사 결정

- 더 건강하고 영리한 면역체계

- 고통이 적고 진통제 효과가 더 좋음

- 수술 후 더 잘 회복됨

- 빠른 상처 회복

- 암이나 암 치료의 영향을 받은 조직이 더 잘 회복됨

- 가족과 친구들의 더 좋은 응원과 지지

- 속 불편함 감소

- 피로 감소

- 암 치료비 감소

- 의료진과 더 좋은 관계

- 생존율 증가

- 삶의 질 향상

암 치유를 위한 우리의 소원

암은 '몸 안에 있는 문제'다. 변환은 '몸 안의 해결책'이다. 암 치유에서 우리는 '변화'보다 더 깊은 의미의 '변환'이라는 단어를 더 선호한다. 몸속 깊은 곳에 있는 세포의 불균형이 암이기 때문에 몸속 깊은 곳에서부터 변환이 필요하다. 새로운 '습관'뿐만 아니라 새로운, 더 건강한 당신이 되도록 만들어주는 새로운 갈망 말이다.

당신의 암을 치료하는 의료진과 현명하게 협력하는 것은 의학적인 치료

만을 의미하는 것이 아니다. 다음 파트 3에서 배우게 될 자신을 돕는 기술을 집에서 실천함으로써 의료진의 일을 돕는 것도, 함께 협력하는 것이라고 할 수 있다.

Part 3

암 치유를 위한
생활 방식, 운동, 태도,
영양분 섭취 방법

생활 방식, 운동, 태도, 영양분 섭취는 우리가 20년 이상 환자들을 진료하면서
중요하게 생각한 것들이다. 살아가고, 움직이고, 생각하고, 먹는 방법은 회복에
큰 영향을 미치는데, 다른 질병과 마찬가지로 암에도 해당되는 이야기다. 파트
3에서 다루는 암을 자가 치유하는 도구는 과학으로 입증되었고, 25년간 우리
개인적인 경험과 의학적인 경험을 바탕으로 한 것이다.

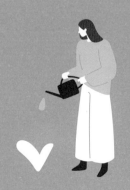

제 5 장

8단계로 구성된
암 정복 식단을 섭취하라

더 빨리, 더 건강해지고 싶은가? 우리가 제시하는 암을 정복하는 식사 방식을 살펴보자. 여기에서 강조하는 식품과 우리가 추천하는 식품 섭취 방법은 이러한 원리로 빠른 회복을 돕고 미래의 암을 예방한다.

- 암 치료와 회복 과정에 주로 나타나는 영양 결핍을 예방한다.
- 당신의 면역체계가 더 영리하게 싸우도록 돕는다.
- 암에 영양을 공급해주는 식품을 줄인다.
- 우리의 암 정복 프로그램 나머지 부분과 엄청난 시너지를 창출한다.

우리의 암 정복 식단 8단계를 따르게 되면 당신의 입맛을 "먹기 싫지만 먹어야 해"에서, 암을 정복하는 이 새로운 식사 방식을 좋아하고 간절히 원하는 것으로 변환하게 될 것이다. 몇 주간 암을 정복하는 식사를 하면 내면의 소리, 몸의 지혜가 "드디어 몸이 만들어진 방식대로 식품을 먹네. 계속해!"라고 말할 것이다.

'좋은 직감'은 주로 첫 번째로 나타나는 기분 좋은 효과다. 에너지가 더 생기고 정신이 더 맑아지는 걸 느낄 수 있다. 당신의 면역체계 또한 더 영리해질 것이다. 당신의 면역체계 군대가 "우리를 더 잘 먹여주니까 너를 위해서 더 잘 싸울게"라고 말하는 걸 상상해보라. 그리고 만일 당신이 복용하는 화학요법 치료제가 말을 할 수 있다면, "더 잘 먹으면 우리가 너를 위해 더 일을 잘 할 거야!"라고 소리칠 것이다. '변환'할 때 몸 안에서 벌어지는 일에 대한 자세한 설명은 『시어스 박사의 T5 웰빙 플랜(The Dr. Sears T5 Wellness Plan)』(한국어판 미발매)을 참조하라.

영리한 식사를 할수록 더 잘 낫는다.

암을 정복하는 식사의 비결은 간단하다.

1. 암세포를 퇴치하는 식품을 먹어라.
2. 암에 영양을 공급해주는 식품을 먹지 말아라.

5장이 영양종양학 속성 강의라고 생각하라. 암이 당신을 갉아 먹기 전에 먹는 것으로 암을 없애라!

식품이 암에 맞서 싸우거나 영양을 공급하는 방법 암세포는 매우 빨리 증식하기 때문에 엄청나게 먹는다. 암세포 성장에 필요한 것이 있어야만 암이 퍼질 수 있다.

암세포가 모여 자신들이 좋아하는 식단을 짠다고 상상해보라. 각 세포가 좋아하는 식품이 무엇인지 듣고 나서 가장 크고 제일 나쁜 암세포가 말할 것이다. "우리를 먹일 새로운 식단을 짤 필요는 없지. 이미 있거든! 바로 미국식 표준 식단!"

암세포는 탄수화물을 먹고 싶어 한다. 암세포는 고혈당 스파이크(식후 혈당이 급속도로 치솟았다가 급격히 내려가는 증상-옮긴이)를 좋아한다. 미국 표준 식단은 혈당을 치솟게 하는 탄수화물 함량이 높다. 5장에서 배우게 될 암 정복 식단과 미국 표준 식단을 비교해보자.

미국 표준 식단이 암에 영양을 공급하는 방법	우리의 암 정복 식단이 암을 퇴치하고 예방하는 방법
• 첨가당이 많이 함유되어 있다. • 항산화물질이 적다. • 동물성 식품이 많고 식물성 식품이 적다. • 식이섬유가 적다. • 면역체계의 균형을 깨뜨리는 화학 첨가물이 많이 함유되어 있다. • 오메가-6 지방이 풍부하고 오메가-3 지방이 적어 불균형을 이룬다. • 폭식을 유도해서 혈당 스파이크를 유발한다. • 포만감이 낮아서 더 많이 먹는다. • 발암성 살충제로 오염되었다.	• 첨가당이 적게 함유되어 있다. • 항산화물질이 풍부하다. • 식물성 식품이 많고 동물성 식품이 적다. • 식이섬유가 풍부하다. • 면역체계의 균형을 잡아주는 진짜 식품이 풍부하다. • 오메가-3와 오메가-6 지방이 똑똑하게 균형을 이룬다. • 조금씩 자주 먹도록 유도해서 혈당의 균형을 유지한다. • 포만감이 높아서 자연스럽게 더 적게 먹는다. • 더 깨끗하다(발암물질이 더 적다).

몸 안에 암을 정복하는 정원을 가꿔라 암세포는 주변의 토양이 비옥하거나 암 친화적일 때 성장하고 퍼져나간다. 미국식 표준 식단은 암 정원에 화학 비료를 주는 것과 같다. 암 치유 식단을 섭취하는 것은 더 똑똑하게 먹고 탄수화물 섭취를 줄이면서 암이 먹고 싶어 하는 식품을 빼는 것으로 시작된다. 빌이 첫 번째 암에 걸렸을 때, 1997년에는 저지방 고탄수화물 식이요법이 통념이었다. 그 이후 과학은 그러한 트렌드가 엄청나게 달콤한 거짓말이었다는 것을 밝혀냈다. 똑똑한 지방을 섭취하면 살이 찌지 않는다. 멍청한 탄수화물을 섭취하면 살이 찐다. 식품에서 지방을 빼면, 충분한 열량 섭취를 위해 더 많은 양의 탄수화물로 식단을 채워야 한다.

건강한 지방(이 책 마지막에 나오는 "암을 치유하는 레시피" 참조)을 건강하지 않은 탄수화물로 대체하는 건 더 많은 암을 유발하는 실수를 연달아 하는 것이다. 똑똑한 지방은 대부분이 지방으로 이루어진 암 퇴치 NK세포의 세포막을 좀 더 선택적이고 보호하는 막으로 만들어서 똑똑해지게 한다. 이는 면역체계 군대의 교훈인 "우리를 잘 먹여주면 너를 위해서 더 잘 싸울게"를 지지하는 것이다. "신체의 모든 기관은 각 세포만큼 건강하고, 각 세포는 세포를 보호하는 막만큼 건강하다"라는 우리의 좌우명을 기억하라. 저지방이면서 암에 영양을 공급하는 식품이 많은 식단이 세포막을 약해지게 만들고 나아가서 NK세포를 약해지게 만들 수 있을까? 우리는 그렇다고 생각한다.

암에 영양을 공급하는 탄수화물을 다음 4가지 특징으로 기억할 수 있다. 이 탄수화물은 가짜고, 혈당을 빠르게 증가시키고, 섬유질이 없고, 가공된 것이다.

암을 줄이는 방식으로 먹을 준비를 하라!

1. 먹기 전에 생각하라

똑똑한 암 정복 식사는 뇌에서 시작된다. 점차 생각을 바꿈으로써 암 정복 식품을 먹고 싶게 하는 영역이 커지고, 암에 영양을 주는 식품을 먹고 싶게 하는 영역은 줄어든다.

당신이 먹고 싶어 하는 것을 생각으로 바꿔서, 당신의 입맛을 변환하는 방법은 이러하다. 설탕으로 뒤범벅된 도넛을 집기 전에 "이 식품이 내 암에 영양을 줄까 아니면 암을 배고프게 만들까?"라고 생각하라. 몸 안의 암세포가 "맛있어, 좋아!"라고 말하는 걸 머릿속에 그려보아라.

연습은 암을 정복하는 생각을 완벽하게 만든다. 당신의 이성적인 뇌와 쾌락 중추는 끊임없이 서로 싸울 것이다. 당신은 "오, 저 도넛은 나를 매우 행복하게 해줄 거야! 그리고 스트레스를 줄이는 게 암 위험을 낮출 수 있어"라고 합리화할지도 모른다. 그러지 말고 "뇌야, 그런 생각하지 마. 나는 그보다 더 똑똑해!"라고 스스로 생각하는 훈련을 하라.

[빌 박사가 나누는 말] 내가 생명을 살리고 암을 퇴치하는 식품 섭취를 계속하는 데 도움이 된 것은 이것이다. 나약해지고 탄수화물이 너무 먹고 싶을 때, 더 건강한 식품을 원하는 길로 나를 인도하기 위해 나는 내 몸 안의 암세포가 웃으면서 "정말 맛있어! 저 가짜 탄수화물과 혈당을 빠르게 증가시키는 탄수화물을 먹여줘. 그러면 나는 빠르게 자라고 증식할 거야"라고 말하는 걸 상상했다.

　　또한 나에게 가장 좋은 식품을 '좋아'하도록 내 두뇌에 암시를 걸었다. 내가 가장 싫어하는 식품은 브로콜리였는데, 브로콜리를 먹을 때마다 "브로콜리가 나한테 정말 좋은 걸 알아…"라는 말을 되풀이하면서 브로콜리가 내 암 정복 군대에 영양을 공급하는 걸 상상했다. 몇 주에서 몇 달에 걸쳐 "싫지만 먹어야 해"에서 "약간 좋아해"로, 그다음에는 "많이 좋아해"에서 마침내 "먹고 싶다"로 점점 변해가는 것을 보게 되었다.

2. 암을 정복하는 식품을 더 먹어라

당신의 뇌에 진짜 식품을 먹고 싶게 만드는 영역을 넓히기 위해, 이제 과학적으로 증명된 암 정복 식품에 대해 배워보자.

암 정복 식품의 2가지 효과　여기에 언급된 많은 식품은 직접적인 항암 효과를 있을 뿐만 아니라 몸 안의 암 퇴치 군대가 가장 좋아하는 식품이다. 이 식품은 다음과 같은 2가지 목표를 달성하도록 도와준다.

- 정상적인 세포가 암이 되지 않도록 도와준다.
- 암세포로 변한 배신자를 죽인다.

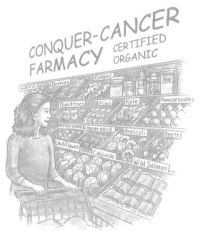

이는 당신의 암이 퍼지거나 새로운 암이 생기는 것을 예방하는 데 도움이 된다.

과학적인 암 정복 식품

암 퇴치에 도움을 주는 식품은 다음 4가지 특성을 모두 또는 대부분을 가진다.

- 첨가당이 적게 함유되어 있다.
- 섬유질, 혈당을 느리게 증가시키는 탄수화물, 항산화물질, 다른 암 퇴치 생화학 물질이 많이 함유되어 있다.
- 당신의 두뇌와 면역체계 군대를 위한 똑똑한 영양소가 많이 함유되어 있다.
- 당신을 비만이 아닌 날씬하게 만든다.

다음은 암을 정복하는 생화학적인 효과가 있는 식품 중에서 우리가 선택한 것이다.

- 아티초크
- 아스파라거스
- 비트
- 비트 잎
- 베리류. 특히 블루베리, 타트체리, 딸기, 라즈베리, 크랜베리
- 브로콜리
- 방울양배추
- 양배추
- 콜리플라워
- 고추
- 코코아
- 마늘
- 생강
- 케일
- 키위
- 파
- 레몬
- 버섯. 특히 표고버섯, 차가버섯, 영지버섯
- 올리브유
- 양파
- 석류
- 래디시(서양 무)
- 연어(양식 아닌 자연산)
- 부추
- 시금치
- 토마토
- 강황과 후추

색이 풍부할수록 암에 덜 걸린다 우리의 암 정복 접시는 다양한 색으로 가득하다. 항산화물질이라고 불리는 영양소는 식품에 색을 입히는데, 암을 가장 잘 퇴치하는 영양소이기도 하다. 보통 색이 진할수록 식품에 함

유된 항산화물질도 더 많다.

끔찍한 암에 대항하는 굉장한 항산화물질에 대해 생각하라.

'항산화물질'이라는 용어를 들으면 '항암'을 생각하라. 그 이유는 다음과 같다.

당신의 세포가 신체의 에너지를 생성하는 배터리 역할을 하면 '배기,' 즉 산화물이 만들어진다. 이 산화물은 세포 대사를 손상시킬 수 있고 세포의 균형을 망가뜨릴 수도 있다(암은 생화학적 균형이 무너진 세포다). 산화물이 너무 많으면 세포 건강에 영향을 주는 세포 마모를 일으킬 수도 있고, 이는 노화의 근본적인 원인 중 하나다. 즉 산화물이 당신을 늙게 한다! 너무 많은 산화물은 암의 근본적인 원인인 DNA 변이를 일으킬 수도 있다.

그러니 항산화물질을 주입하라. 항산화물질은 이렇게 지나치게 많은 산화물의 공격으로부터 DNA를 보호하는 데 도움을 준다. 알록달록한 색(파란색, 빨간색, 초록색, 노란색, 주황색, 보라색)을 가진 식품에 들어 있는 이 아름다운 생화학 물질은 당신의 노화를 늦추고, 암을 예방하며, 암 치유를 도와준다.

두 번째 암 정복 식품

앞 목록에 적힌 식품만큼 직접적으로 암을 정복하지는 않지만, 다음 목록의 식품은 암 치유에서 건강한 뇌와 면역체계를 만드

는 데 도움을 준다.

- 고기와 달걀 같은 동물성 식품(유기농, 방목, 100% 풀을 먹고 자란 경우). 하루 평균 식단의 10~20%를 넘지 않게 하라.
- 다크초콜릿(80~85% 카카오).
- 아마기름(어유로 대체하지 않는다).
- 케피르와 요거트(유기농, 목초 사육, 무가당, 전유의 경우).
- 중쇄 중성지방(MCT) 오일(탄소 개수가 적어 대사 과정이 단순해 즉시 에너지원으로 쓰이는 특징이 있는데, 코코넛 오일에서 추출하여 만들어진다-옮긴이) 또는 코코넛 오일(하루 한 숟가락).
- 레몬과 라임 껍질(유기농). 스무디에 넣으면 좋다.
- 생 견과류와 씨앗, 특히 생아몬드, 생 브라질너트, 생 호박씨.

발암성 살충제를 피하기 위해 가능하면 유기농 과일과 채소를 섭취하라(이와 관련된 리스트는 미국의 비영리 환경 연구단체인 환경워킹그룹[Environmental Working Group]의 웹사이트 www.ewg.org를 참조하라).

진짜를 먹어라! 당신이 어떻게 받아들이는지 느끼고 사랑하라!

최고의 암 정복 식품

해산물을 즐겨 먹어라. 우리가 뽑은 최고의 암 정복 식품은 자연산 연어다. 그 이유는 2가지인데 합리적이고 과학적이다.

암과 화학요법에는 영양 부족이 자주 동반된다. 자연산 연어는 당신이 섭취할 수 있는 가장 영양소가 풍부한 식품이다. 자연산 연어에는 다른 어떤 식품보다 열량당 더 많은 암 정복 영양소(특히 오메가-3 DHA와 EPA, 비타민 D, 아스타잔틴, 셀레늄, 콜린, 비타민 B6, 비타민 B12, 트립토판)가 함유되어 있다.

자연산 연어에 가장 많이 들어 있는 영양소인 오메가-3 지방은 가장 과학적인 지지를 받는 영양소다. 해산물 과학의 이야기를 요약하면 다음과 같다.

- '생선을 더 많이 먹으면 암에 덜 걸린다'에 관한 가장 큰 연구 중 하나인 '암과 영양에 대한 유럽의 전망 조사(EPIC, The European Prospective Investigation into Cancer and Nutrition)'에서 유럽 10개국에 있는 수천 명의 식습관을 분석했다. 매주 약 280~560g의 해산물을 섭취한 사람들은 대장암에 걸릴 확률이 현저히 낮았다.
- 또 다른 연구에 따르면 가장 기름진 생선을 섭취한 사람들은 암, 특히 구강암, 흑색종, 췌장암, 대장암, 전립선암, 자궁암, 유방암에 덜 걸렸다.

해산물의 암 퇴치 효과는 세포 단계에서 발생하는 것으로 보인다. 2장에서 배웠듯이 건강한 세포가 통제 불능으로 자라고 증식할 때 배신자 암세포가 된다. 오메가-3는 세포 안에 있는 세포의 성장을 통제하는 유전자 조절에 도움이 된다. 오메가-3 분자가 세포 성장 유전자에게 "똑똑하게 자라고 안전하게 자라줘. 일을 다 마치면 은퇴해서 더 젊고 건강한 세포에게 자리를 내어줘"라고 말하는 걸 상상해보라. 아니면 이 분자를 세포 내의 암 전문의 오메가 3세라고 하자. 이 오메가 3세 의사가 DHA와 EPA를 처방하면서 "이거 먹으면 암에 덜 걸려"라고 말하는 걸 상상해보라. 오메가-3는 COX-2와 프로스타글란딘 같은 염증성(암이 될 수 있는) 생화학 물질의 혈중 농도를 '하향 조절'하거나 균형을 유지한다.

여전히 "더 많은 오메가-3가 내 세포와 혈액 안에 있으면 좋겠어"라는 생각이 들지 않는다면, 이 글을 계속 읽어라. 세포가 건강할수록 암이 될 확률이 낮다. 세포막이 건강할수록 세포 전체도 건강하다. 오메가-3는 더 건강한 세포막을 위해 가장 중요한 영양소다. 오메가-3는 앞에서 배웠듯이 더 선택적이고 보호하는 세포막을 만드는 똑똑한 지방이다. 암에 맞서 싸우는 것을 세포 안으로 들여보내고 암을 유발하는 것을 막아주는 막, 그것이 바로 세포의 건강을 위해 원하는 것이다.

[빌 박사가 나누는 말] 처음에는 생선을 좋아하지 않았지만, 첫 번째 암을 이겨내기 위해 "이 식품을 섭취해야만 하고 좋아하는 법을 배워야 해. 암을 치유하고 더 많은 암을 예방하려면 이 식품이 필요할까? 그렇지! 그러니까 먹을 거야"라는 암 정복 사고방식을 거치면서 해산물을 좋아하게 되었다. 마음이 음식 선택을 책임지도록 할 때, 당신 마음이 어떻게 그렇게 할 수 있는지 놀랍기만 할 것이다.

오메가 불균형은 암의 요인이 된다 앞에서 왜 면역체계 불균형과 비만이 가장 큰 암 요인인지에 대해 알아보았다. 우리가 제시하는 식단에서 오메가-6와 오메가-3 비율이 평균 2:1 정도 되면, 면역체계는 더 균형을 이루고 신체가 더 날씬해지는 경향이 있다. 하지만 미국의 식단이 기름져지면서 우리 식탁에 저렴한 오메가-6 지방(옥수수유와 면실유 같은)이 더해졌고, 오메가-6과 오메가-3 비율이 10:1, 심지어 20:1까지 되도록 만들었다. 미국인들이 점점 더 뚱뚱해지면서 더 많은 '○○염' 같은 질병을 앓게 되었고,

더 많은 암에 걸리게 되었다.

해산물에서 얻는 오메가-3의 암 정복 효과

다음은 오메가-3이라는 이 굉장한 분자가 당신에게 주는 효과를 요약한 것이다.

- 세포막을 보호한다.
- 유전자가 통제 불능이 되어 암을 촉진하는 것을 막는다.
- 암을 유발하는 염증성 생화학 물질을 감소시킨다.
- 암을 더 잘 퇴치하도록 면역체계를 똑똑하게 만든다.
- 세포 성장을 조절한다.

해산물에는 '행복한 오메가'라고 불리는 것들이 가득 들어 있어 기분을 좋아지게 하는 식품이기도 하다. 우울증에는 종종 암이 따라온다. 연구에 따르면 오메가-3는 기분을 좋게 만들어 준다.

"현재 서구 선진국의 가장 큰 영양 결핍은
너무 적은 오메가-3 지방산 섭취다."

-리처드 블리뷰(Richard Beliveau), 데니스 진그라스(Denis Gingras), 『암을 퇴치하는 식품: 식단으로 암 예방하기
(Foods That Fight Cancer: Preventing Cancer Through Diet)』(한국어판 미발매) 중에서

가능하다면 속지 말고 자연산을 섭취하라! 생선을 구매할 때 라벨을 주의 깊게 보아라. 여기서 '유기농'은, 생선이 양식되었지만 '유기농' 곡물을 먹고 자랐다는 의미일 수도 있다. 이렇게 되면 자연산 해산물보다 더 높은 염증성 오메가-6/오메가-3 비율을 가질 수 있다.

암 정복 해산물을 충분히 섭취하기 위한 팁

- 1주일에 적어도 주먹 2개 크기 정도(약 340g)의 자연산 태평양 연어를 섭취하라.
- 캐비아와 연어알에는 1g당 오메가-3 DHA와 EPA가 가장 많이 함유되어 있다.

당신의 오메가-3 농도를 측정하라

당신의 혈류에 암을 퇴치하는 오메가-3가 충분히 있는지 어떻게 알 수 있을까? 당신의 혈중 오메가-3 농도를 측정하라. 영양소를 얼마나 섭취했는지가 중요한 게 아니라 장이 그 섭취한 영양소를 얼마나 흡수하는지가 중요하고, 그 흡수되는 양은 암세포와 마찬가지로 각자 다 다르다. 적게 흡수할 수도 있고 많이 흡수할 수도 있다. 간단하게 손가락을 찔러 한 방울의 피를 이용해 당신의 적혈구 세포막에 존재하는 오메가 지방이 몇 퍼센트인지 측정해서 '오메가-3가 충분'한지 아니면 '오메가-3가 부족'한지 알 수 있다. 오메가-3 수치가 8% 이상이 되게 하라.

3. 멍청한 탄수화물은 적게 섭취하라

건강한 지방을 더 많이 섭취하는 것 이외에 멍청한 탄수화물을 적게 섭취하는 것도 당신이 할 수 있는 가장 영리한 암 정복 식습관 변화일 수 있다. 나는 소아암 환자들에게 똑똑한 당과 멍청한 당을 이렇게 설명한다.

"똑똑한 당은 자기 친구들, 단백질, 지방, 섬유질이랑 놀아. 절대 혼자 놀지 않지. 너의 장을 통과할 때 당이 친구들과 손잡고 있는 걸 머릿속에 그려봐. 친구들이 당을 꽉 붙잡고 있어서 당이 너무 빠르게 흡수되는 걸 막아줘. 그러면 당 스파이크가 생기지 않아(당 스파이크를 피하는 게 암 정복 식습관의 가장 기본이다)."반면 설탕이 들어 있는 탄산음료처럼 멍청한 당은 친구가 없어. 탄산음료를 벌컥벌컥 마시면 혈당이 치솟고 네 암세포는 '내가 가장 좋아하는 음식이다!'라고 소리치지."

암 전문의들은 80%의 암이 이러한 당 스파이크에 의해 발생하거나 악화되는 것으로 추정한다. 당 스파이크가 인슐린유사성장인자(IGF)라고 하는 최고의 암세포 비료를 만들어내기 때문이다. 과학자들은 이러한 스파이크가 실제로 섭취하는 당보다 더 많은 암을 유발할 수 있다고도 믿는다. 그래서 당과 함께하는 친구들(지방, 섬유질, 단백질)이 매우 중요한 것이다.

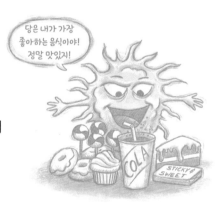

백혈구 전멸 당 스파이크는 암에 2가지 부정적인 영향을 준다. IGF를 증가시킬 뿐 아니라, 백혈구의 암 퇴치 능력도 억제한다. 당신의 백혈구는 몸 안을 순찰하면서 암세포를 찾아다닌다. 암세포를 찾으면 그것을 둘러싸서 먹어 치운다. 설탕 10티스푼(약 340ml의 탄산음료에 들어 있는 설탕의 양)을 먹으면 백혈구가 암세포를 먹어 치우는 능력이 50% 이상 감소할 수 있고, 이러한 백혈구의 전멸이 몇 시간 동안 지속될 수 있다는 사실이 실험을 통해 밝혀졌다.

당은 암의 위치를 알려준다

동네 방사선과 검사실에서 X-ray를 찍는다고 하자. 당신은 의사에게 이렇게 질문한다. "암이 어디에 있고 얼마나 빨리 자랄지 보기 위해 맞는 주사는 어떤 건가요?" 의사가 답한다. "설탕이요!" 암을 발견하기 위해 만들어진 PET 스캔을 찍을 때 방사성 글루코스를 환자의 정맥에 주사한다. 암세포는 정상 세포보다 훨씬 빠르게 글루코스를 먹어 치우기 때문에 화면에서 더 빠르게 빛난다.

세포 단계에서 당이 어떻게 암에 영양을 공급하는지의 두 번째 이야기는 다음과 같다. 높은 당 스파이크가 건강한 세포 표면에 더 많은 인슐린 수용체를 만든다. 이것은 마치 글루코스가 더 빨리 세포 안으로 들어오게 해주는 문을 더 많이 설치하는 것과 같다. 이것을 통해 잠재적인 암세포는 정상 세포보다 50배 빠르게 혈당을 사용할 수 있게 된다. 암세포는 당을 엄청나게 좋아한다는 걸 기억하라.

건강은 마치 우리 몸의 오케스트라와 같다. 건강을 위해 당신의 모든 내분비샘의 조화, 혹은 우리가 호르몬 건강이라고 부르는 것이 필요하다. 호르몬 부조화가 있으면 선율 없는 음악(이 경우에는 암)이 나올 수 있다. 암은 호르몬이 부조화를 이루는 질병이다.

당신의 호르몬 오케스트라가 조화로운 건강의 음악을 연주할지, 아니면 선율 없는 암의 음악을 연주할지 가장 큰 차이를 만드는 호르몬은 무엇일까? 바로 몸의 마스터 지휘자 중 하나인 인슐린이다. 항상 박자를 맞춰야 하는 지휘자처럼 계속 적절한 수치를 유지하는 인슐린은 암이 가장 좋아하는 음식인 당을 뺏어간다. 이것은 암, 심장병 및 다른 많은 질병을 위한 가장 간단한 예방약 중 하나를 알아내게 했다. 그것은 바로 안정적인 혈중 인슐린 수치이다.

암 발병률 증가는 제2형 당뇨병(지나치게 높은 인슐린 수치)의 증가와 평행을 이룬다. 둘 사이에 상관관계가 있을까? 그렇다고 생각한다.

그렇게 달콤하지만은 않다 수많은 의사들이 지난 50년간 미국 표준 식단에서 첨가당이 증가한 것이 암의 증가와 관계가 있다고 믿는다. 이러한 확신은 영양정보에 '첨가당 g'을 표시해야 한다는 역사상 최고의 라벨 표기법 변화로 이어졌다. 요즘 식품 라벨 앞부분에 '설탕 무첨가'라고 내세운 것을 종종 볼 것이다. 그러나 식품에 당을 덜 첨가하게 하는 이러한 노력은 양날의 검이 될 수 있다. 당을 첨가하지 않는 건 암 치유와 예방에 좋지만, 첨가당을 인공감미료로 대체하는 건 좋지 않다.

당신의 새로운 암 정복 식품 공식

"당 스파이크를 피하라"는 좌우명은 우리의 암 정복 식단의 기초다.

- 건강한 지방을 더 많이 먹어라.
- 건강한 단백질은 조금만 더 먹어라.
- 멍청한 탄수화물은 더 적게 먹어라.

건강한 지방은 혈중 인슐린 수치를 치솟게 만들지 않는다. 단백질은 수치를 증가시킬 수 있지만 아주 약간만 증가시킨다. 탄수화물은 수치를 엄청나게 치솟게 만든다. 다시 말해 똑똑한 지방은 암의 적이다. 멍청한 탄수화물은 암의 친구다. '맛없어' 아니면 '맛있어', 당신의 선택에 달려 있다.

빠르게 흡수되는 탄수화물과 느리게 흡수되는 탄수화물 장에서 탄수화물을 더 천천히 흡수할수록 암이 좋아하는 음식이 되지 않는다. 장이 왜

7m나 되는지 생각해 본 적이 있는가? 바로 장이 '느리게 흡수되는 탄수화물'(탄수화물이 지방, 단백질, 섬유질과 같이 있는 진짜 음식)을 좋아하기 때문이다. 장이 길어서 탄수화물을 소화하고 흡수하는 데 시간이 오래 걸리기 때문에 탄수화물이 혈당을 덜 치솟게 만든다. 당신 몸 안에 있는 암 정복 군대는 그걸 좋아한다! '빠르게 흡수되는 탄수화물'은 혈류로 빠르게 들어가 혈당을 치솟게 한다! 암세포는 그걸 좋아한다. 다시 말해 빠르게 흡수되는 탄수화물은 암에 영양을 공급하고 느리게 흡수되는 탄수화물은 그렇지 않다.

채소는 똑똑한 탄수화물이다 우리의 암 정복 식단은 저탄수화물보다는 '올바른 탄수화물'과 '느리게 흡수되는 탄수화물'로 구성된 식단이다. 그러므로 대부분 채소는 모든 항암 식단에서 '자유 음식'이다. 채소 대부분은 물과 섬유질로 이루어져 있다. 채소는 질기기 때문에 더 천천히 먹게 되고, 더 천천히 소화되고, 채소의 천연 당을 더 천천히 흡수하게 된다. 당 스파이크가 없다!

[빌 박사의 조언] 하루의 마지막 식사는 탄수화물을 더 적게 먹어라. 그리고 아침 일찍 먹는 탄수화물은 몸에 저장되기보다 소비될 확률이 높다.

당신이 섭취할 수 있는 것 중에서 암세포가 좋아하는 가장 최악의 식품은 무엇일까? 지방 과학자, 당 과학자, 암 전문의 그룹이 모여서 암을 유발하는 가장 최악의 식품이나 음료에 투표한다고 상상해보라. 다음 중 어떤 것이 승자(실제로는 패자)일까?

a. 햄버거

b. 엄마의 애플파이

c. 콜라

답은 콜라다. 설탕물은 암에 영양을 공급한
다(거기다 인공감미료가 훨씬 더 안 좋을 수 있다는 걸 명
심하라). 콜라가 유발하는 당 스파이크는 암에
영양을 공급하는 화학물질을 저장하는 은
행인 복부의 지방 축적을 증가시킨다. 그
리고 콜라는 먹고 싶게 만드는 중추에게
더 많이 마시게 하라고 시킨다. 즉 암세포

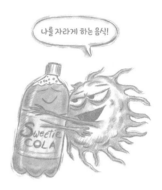

가 더 자라게 한다. 당신의 심장, 뇌, 몸 안의 암 정복 군대는 탄산음료를
버리는 데 투표할 것이다.

2명의 탄수화물 중독자 이야기

척이 콜라를 벌컥벌컥 마신다. 설탕이 첨가된 음료는 말 그대로
설탕물(더하기 또 다른 암 요인인 인공착색료)이기 때문에 당이 척의 혈
액으로 밀려들어 가서 당 스파이크를 유발한다. 척의 암세포는
"맛있어! 축제로구나! 우리는 자라고 증식할 거야"라고 말한다.
수지가 샐러드를 먹는다. 질긴 채소 샐러드에 함유된 탄수화
물은 자연적으로 섬유질, 단백질, 지방과 함께 있기 때문에 혈

류로 매우 느리게 흡수된다. 스파이크도 없고 암에 영양을 공급하지도 않는다. 암세포가 배가 고파지면 죽거나 자러 가거나 증식을 멈춘다.

쓴 것일수록 좋다 암 예방 전문의들은 쓴 식품일수록 더 큰 항암 효과를 가진다고 오랫동안 가르쳐왔다. 루콜라가 일반적인 양상추보다 더 강력하게 암을 진정시키는 것이 그 예다.

일반적으로 쓴맛은 높은 항산화물질(암을 퇴치하는) 함유량과 상관관계가 있다. 다크초콜릿(85% 코코아), 타임과 로즈메리같이 쓴 허브, 레몬껍질, 루콜라, 마늘 같은 항암 식품들처럼 말이다.

당신의 입맛을 변환하라

우리의 암 정복 식단을 한두 달 먹고 나면, 당신의 입맛이 치유 쪽으로 변환될 것이다. 당신의 뇌가 마침내 '이 식품들이 내가 엄청나게 먹고 싶은 것들이야'라고 생각할 때까지, '이렇게 섭취해야 해'와 '이렇게 섭취할 거야'를 암을 정복하는 마음에 각인시키면서 말이다.

암 정복 섭취 방식은 당신의 마음을 변화시킬 수 있을까? 암 정복 식단을 섭취한 지 몇 달 후, 빌 박사는 마음가짐의 변화를 느꼈다. 마트에서 장을 보거나 레스토랑 뷔페를 볼 때, 빌은 자기 눈이 자석에 이끌리듯 암 정복 식품, 주로 가장 색이 풍부한 식품에 더 집중한다는 걸 알게 되었다. 빌은 자기 마음속에 색을 원하는 암 정복 식품 구역을 심었다고 믿는다. 빌은 더 건강한 식품을 쳐다볼 때 미소를 지었고 기분 좋은 감정을 느꼈다. 즉석식품을 쳐다볼 때는 인상을 썼다. 그의 마음은 직관적으로 이미 '좋아하는 것'과 '좋아하지 않는 것'을 구분하고 있었다.

여기에는 과학적인 근거가 있다. 터프츠대학교의 한 흥미로운 연구에서 실험 지원자에게 자연적으로 당이 적고 단백질, 섬유질, 건강한 지방이 많은 우리의 암 정복 식단에 속한 식품을 주로 섭취하게 했다. 그리고 이 건강한 식습관을 가진 사람들의 뇌를 스캔했더니, 즉석식품 사진을 볼 때보다 자신이 섭취하는 건강한 식품 사진을 볼 때 쾌락 중추가 자동으로 더 밝아졌다.

[초콜릿 중독자 빌 박사의 팁] 내 식단을 변환할 때, 포기하기 가장 힘들었던 건 초콜릿이었다. 초콜릿 조각에 함유된 코코아 함량이 높을수록 항산화물질 함량도 높다는 걸 알고 있었다. 하지만 코코아 함량이 높을수록 첨가당이 적고 맛이 더 쓰다.

나의 변환은 다음과 같이 이루어졌고, 당신도 똑같이 할 수 있다. 1주일 동안 60%의 코코아가 함유된 다크초콜릿을 매일 한 조각씩 먹어라. 그리고 나서 건강한 80~85% 코코아 함량에 다다를 때까지, 그다음 5주 동안 코코아 함량을 매주 5%씩 올려라. 처음에는 암을 퇴치하는데 "쓸수록 더 좋다"고 스스로 계속 되뇌어야 했지만, 5주가 되었을 때 85%의 코코아를 함유한 다크초콜릿을 좋아하게 되었고, 60%는 너무 달고 심지어 기분 나쁘게까지 느껴졌다. 내 두뇌에 있는 똑똑한 중추가 승리한 것이다!

모든 사람이 "쓸수록 더 좋다"라는 말을 받아들일 수 있는 건 아니다. 특히, 지금 당장은 더 그렇다. 여전히 단 게 먹고 싶다면, 좋은 타협과 나쁜 타협이 있다.

인공감미료와 화학적 향미증진제는 '나쁜 목록'에 속한다. 코코넛 야자 설탕, 계피, 생 유기농 코코아, 작은 과일 조각은 '좋은 목록'에 속한다. 빌 박사는 가끔 커피에 으깬 바나나를 넣어 단맛을 낸다. 익숙해지기까지 시간이 조금 걸렸지만, 이제는 설탕 한 숟가락을 좋아하는 만큼 으깬 바나나를 즐겨 먹는다. 그리고 아침에 마시는 스무디에 톡 쏘는 맛을 더하기 위해 가끔 스테비아 한 꼬집을 넣는다. 여기서 '달다'라는 건 설탕을 첨가한 것과 동의어가 아니다.

물론 설탕 한 숟가락이 암을 '유발'하지는 않겠지만, 미국식 표준 식단, 움직이기보다 더 오래 앉아 있기, 스트레스 받기, 유해 물질에 노출되는 것 등과 같은 매일의 모든 '요인'들이 더해지면 암을 유발할 수 있다. 따라서 이러한 요인(가장 큰 요인인 첨가당부터 시작해서)을 가능한 한 많이 없애거나 줄이는 게 좋다.

술을 적게 마시면 암에 덜 걸린다

당신이 가끔 술을 즐긴다면, 암 치유를 위해 술을 끊어야 할까? 꼭 그럴 필요는 없다!

언뜻 보기에 암을 치유하는 동안 모든 술을 끊는 게 타당하다. 당 스파이크는 최고의 암 영양 공급원이고 술은 당을 솟구치게 만드는 큰 원인이다. 사실 술은 독특한 당 스파이크 특징이 있다. 다른 당과 달리 술은 빠르게 혈류에 흡수되기 위해 위의 보호 점액 내벽을 먹어버릴 수 있다. 이 때문에 장에서 더 느리게 흡수되는 다른 당에 비해 술이 혈당을 더 치솟게 한다.

술은 그 이외에도 다음과 같은 방식으로 암을 유발할 수 있다.

- 면역체계를 약화시킨다.
- 염증의 균형을 무너뜨린다. 염증 불균형은 암에 영양을 공급한다.
- 간을 약화시킨다(간은 발암물질을 해독하는 주요 기관).
- 엽산 같은 영양소 결핍을 유발할 수 있다.
- 암을 치유하는 잠을 방해한다(양질의 수면이 암 치유를 위한 좋은 '약'인 이유는 8장을 참조하라).

하지만 술을 끊는 게 항상 쉽지만은 않다. 술을 끊는 게 꼭 필요하다고 믿지도 않는다. 우리는 "술 마시지 마라!"라고 하는 대신에 "술을 마실 거면 똑똑하게 마셔라!"라고 조언한다. 똑똑하게 술을 마시기 위한 우리의 레시피는 다음과 같다.

- 절대 빈속에 술을 마시지 마라. 대신 식사하면서 천천히

조금씩 마시고, 음식이 술의 흡수를 늦출 수 있게 적어도 식사 4분의 1을 먹을 때까지는 한 모금도 마시지 마라.

- 술에 다양한 생채소 샐러드를 곁들여서 발생할 수 있는 영양소 결핍을 줄여라.
- 빠르게 흡수되는 탄수화물이 훨씬 많이 함유된 독한 술보다는 레드와인을 선택하라. 살충제를 피하려면 공인된 유기농 와인인지 확인하라.
- 식사할 때 1잔 이상은 마시지 말고 1주일에 3번 이상 마시지 마라.

4. 조금씩 자주 먹는 방법은 암 예방과 치유에 매우 좋다

우리가 보여준 것처럼, '당 스파이크를 피하는 것'이 암 정복 식습관의 기본이다. 빠르게 많이 먹는 사람의 혈당은 치솟고, 조금씩 자주 먹는 사람의 혈당은 치솟지 않는다. 그만큼 간단하고 건강하다!

소식할수록 잘 낫는다.

조금씩 자주 먹는 방식으로 바꾸는 건 2가지 이유에서 타당하다.

1. 조금씩 자주 먹는 사람에게는 당과 인슐린 스파이크가 나타나지 않는다. 그러면 암의 비료인 혈당 수치가 증가하지 않는다.

2. 조금씩 자주 먹는 사람은 일반적으로 빠르게 많이 먹는 사람보다 날씬하다. 비만은 암의 가장 큰 요인이다.

조금씩 자주 먹는 사람은 암뿐만 아니라, 제2형 당뇨에서 심혈관 질환에 이르기까지 당신이 걸리고 싶지 않은 모든 질병의 발병률이 낮다.

'2의 규칙'에 따라 조금씩 자주 먹어라 건강한 세포는 탄수화물을 꾸준히 공급해주는 걸 좋아한다. 암세포는 당이 치솟는 걸 좋아한다. 너무 빠르게 너무 많이 먹는 건 암 성장을 촉진하는 당과 인슐린 스파이크로 이어진다는 점을 명심하라, 스파이크를 줄이고 암에 덜 걸리려면 다음 규칙을 따르라.

- 자주 먹는 양을 기존에서 2배로 늘려라.
- 반만 먹어라.
- 오래 씹는 시간을 2배로 늘려라.
- 식사하는 시간을 2배로 늘려라.

'2의 규칙'은 악성인 종양 중 하나인 대장암을 예방하는 데 도움이 된다. 먹고 소화하는 동안 장의 윗부분이 하는 일이 많을수록 장 아랫부분이 덜 과로하니까 이는 맞는 말이다. 씹는 것을 음식 분쇄기라고 생각하라. 대장은 그걸 좋아한다. 위장관 윗부분에서 소화를 위한 노력을 더 잘할수록 아래쪽 끝부분에 마모가 덜하게 되고 암이 줄어든다.

혈당을 체크하라! 모두에게 적합한 암 정복 식단은 없다. 지금 당장 가장 큰 목표는 혈당 스파이크를 없애는 것이니, 혈당측정기를 하나 마련하라. 주치의에게 진료받을 때 혈당측정기를 가져가서 숫자를 보고, 하루 종일 혈당 수치가 적당하게 꾸준히 유지되는 당신만의 암 정복 식단을 만들어라. 당신이 무엇을 먹는지와 그에 따른 혈당측정기 수치를 기록해두는 게 도움이 될 수 있다.

[빌 박사의 당 이야기] 빠르게 많이 먹는 것에서 조금씩 자주 먹는 것으로 변환하고 나서 몇 달이 지났다. 깨어 있는 동안 매 2시간마다 내 혈당을 측정하기 시작했고, '치솟는' 것에서 '안정적'으로 변환되었다는 걸 알게 되었다.

씹어서 암을 물리쳐라 혈당을 균형 잡는 것 이외에도 브로콜리 같은 특정한 아삭한 채소를 씹으면, 채소에 함유된 설포라판이라는 강력한 식물 영양소가 더 많이 방출된다. 식물은 암을 퇴치한다는 걸 명심하라. 브로콜리를 씹으면서 '브로콜리 속에 있는 항암제가 내 몸에 도움을 줄 수 있게 항암제가 들어 있는 상자를 열고 있어'라고 상상해보라. 마늘을 먹을 때도 알리신이라는 항암제가 방출될 수 있게 마늘을 '눌러야'(씹어야) 한다.

아이들과 의사들은 모두 똥 얘기하는 걸 좋아한다. 그래서 내가 모든 연령대의 사람에게 '2배 오래 씹는' 걸 기억하게 하는 또 다른 방법은 '잘 씹을수록 똥도 잘 싸!'라고 생각하게 하는 거다. 너무 크고, 딱딱하고, 자주 보지 않는 변은 당신의 장 내벽에 암을 생기게 할 수 있다. 내 환자들은 빠르게 많이 먹는 것에서 조금씩 자주 먹는 것으로 바꾸고 2의 규칙에 따라 식사하게 되면서, 대변을 보는 횟수가 적어도 2배 증가했고 더 부드러워졌다고 말했다. 이것이 바로 대장암 예방에 필요한 것이다.

물을 마셔서 암을 물리쳐라 매일 몸무게 1kg당 적어도 약 30g의 물을 마셔야 한다. 하지만 물을 마시는 것 외에도 더 많은 물을 먹어라. 수분이 풍부한 식물성 식품, 특히 채소에는 섬유질이 많이 함유되어 있어서 더 천천히 먹게 되는데, 이것이 포만감을 더 빨리 느끼게 도와주며 변을 부드럽게 해준다.

암을 물리치는 요리법

당신이 섭취하는 식품뿐만 아니라 요리하는 방식도 암의 요인이 될 수 있다. 빌 박사가 수년간 스테이크와 버거를 주문한 것(큰 패티로 태우듯이 구워주세요!)이 아마 그의 대장암을 일으킨 원인이 되었을 것이다. 고기가 잘 익을 때까지 숯불에 굽거나 불에 직접 굽는 방식처럼 고열로 굽는 것은 헤테로사이클릭아민(HCA)이라는 발암물질이 고기 안으로 들어가게 할 수 있는데, 시간이 지나면서 이것이 조직에 쌓여서 세포의 DNA를 손상시키고 암을 유발할 수 있다. 수년간 바짝 익힌 고기를 먹는 건 결

국 당신의 타고난 세포 해독 시스템에 과부하를 일으켜, "그만 좀 해! 우리는 이미 충분히 망가졌고 암세포가 되고 있다고!"라고 울부짖게 만들 수 있다.

다음의 암 정복 요리 팁을 따르라.

- 낮은 온도에서 천천히 요리하라. 이렇게 하면 HCA를 줄일 뿐만 아니라 더 많은 영양소가 보존된다.
- 바짝 익힌 고기에 있는 화학적인 암 요인을 줄이려면 대신 데치거나, 끓이거나, 낮은 열에서 느리게 요리하거나, 찌거나, 압력솥을 이용해서 요리하는 걸 즐겨라. 우리는 여전히 고기(자연에서 잡은 고기, 목초를 먹고 자란 고기, 유기농 닭)를 즐겨 먹지만, 거기에 물을 넣고 센 불에서 소량의 기름으로 단시간에 조리하거나(아보카도 오일 반, 찌는데 필요한 뜨거운 물 반을 넣고 익을 때까지 볶는다) 전기냄비로 낮은 온도에서 천천히 요리한다.
- 고기를 재어 놓아라. 고기를 재어 놓으면 HCA 발생을 줄일 수 있다(우리는 레몬즙, 디종 머스터드, 마늘, 로즈메리, 아보카도 오일을 사용해서 양념을 만든다).
- 생선을 요리할 때는 껍질 부분을 아래로 향하게 하라. 이렇게 하면 지방이 많은 부분이 자동으로 재워지고 반대쪽 조리 시간이 짧아진다.
- 고기에 채소를 곁들여라. 당신이 바비큐 파티에 초대받았

는데 불 속에서 탄 소고기 덩어리가 나온다고 가정해보자. 당신은 예의상 조금씩 뜯어 먹겠지만, 2가지 큰 항암 효과가 있는 브로콜리와 방울양배추를 같이 많이 먹어라. 그러면 그을린 고기에 있는 HCA를 어느 정도 억제해준다.

『통합 종양학(Integrative Oncology)』(한국어판 미발매)에서 앤드루 웨일(Andrew Weil) 박사는 이를 잘 요약해놓았다. "온도가 높고 요리 시간이 길어질수록 발암물질 농도가 높아진다." 요리가 발암물질을 만들 수 있다는 걸 명심하라. 그리고 당신이 그걸 바꿀 수 있다!

5. 섭취하는 것보다 더 많이 소모하라

빌 박사가 좋아하는 도구 중 하나는 섭취하는 것보다 더 많은 열량, 적어도 20% 더 소모하는 것이다. 평균적으로 빌은 하루에 약 2,200칼로리를 섭취하지만, 약 2,500~2,700칼로리를 소모한다. 몇몇 암 전문의들은 당신이 들어봤을 간헐적 단식뿐만 아니라 더 많은 칼로리 제한을 권장한다.

"더 적은 열량이 암을 덜 발생시킨다"라는 주장은 금식할 때 IGF-1, 글루코스, 인슐린과 같은 암에 영양을 주는 혈중 생화학 물질 수치가 낮아진다는 이론에서 나온 것이다. 당신이 섭취하는 것보다 더 많은 열량을 소모하는 건 암을 유발하는 세포와 조직의 염증과 산화를 감소시키기도 한다.

과학적으로도 그렇다. 칼로리 제한에 관한 이러한 연구 대부분이 주로 동물인 들쥐와 생쥐를 가지고 실험한 것이지만, 칼로리 제한이 효과가 있다는 걸 보여주는 사람을 대상으로 한 연구 또한 충분하다. 또 맞는 말이기도 하다. 소모하는 열량보다 더 적게 먹는 사람은 암의 큰 요인들인 비만, 지나친 복부비만, 혈당 스파이크, 염증을 줄일 확률이 높다. 거기다 우리의 "섭취하는 것보다 더 많이 소모하라"는 조언이 당신을 위해 NK세포가 더 잘 싸우게 만드는 것으로 나타났다.

열량 계산은 항암 식습관에서는 덜 중요하다. 식품이 당신의 호르몬 조화에 어떤 영향을 미치는지(당신의 혈당을 안정되게 하는지 아니면 치솟게 만드는지)가 포함된 열량이 얼마인지보다 훨씬 더 중요하다. 열량과 관계없이 영양소가 풍부한 식품(칼로리당 더 많은 암 정복 영양소가 함유된 식품)을 먹는 것에 초점을 두고, 칼로리당 더 적은 영양소가 함유된 식품을 피하라.

덜 먹고, 더 많이 소모하고, 암을 정복하려면 다음과 같이 하면 된다.

1. 앞에서 언급한 암 정복 식품이 풍부한 식단을 섭취하라. 점차 포만감을 더 빨리 느끼게 될 것이고 자연스럽게 더 적게 먹게 될 것이다. 이는 더 천천히 먹고 더 오래 씹는 것의 특권이기도 하다.
2. 섭취하는 것보다 더 많은 열량을 소모하게 될 때까지 하루 운동량을 점차 늘려라.

이미 당신이 비만이고 복부에 지방이 많다면, 물론 당신만의 '섭취한 것보다 더 많은 열량을 소모하는' 계획을 실천해야만 한다. 하지만 그게 아니라 더 많이 운동하고 있고 자연스럽게 덜 먹고 있는 걸 알게 된다면, 아마 열량을 계산할 필요가 없을 것이다.

[마사의 말] 열량을 계산하고 우리의 모든 암 정복 식품 규칙을 따르는 것에 대해 제발 걱정하지 말아라! 걱정도 암에 영양을 공급한다. '섭취하는 것보다 더 많은 열량 소모'를 시작하는 암 치유자들은 얼마 동안은 열량을 계산해야 할 수도 있겠지만, 나중에는 당신의 신체가 식욕계(식욕을 측정하는 온도계 같은)를 리셋하면서, 자연스럽게 소모하는 것보다 더 적은 열량을 섭취하게 될 것이다.

암 투병을 하면서 불안감이나 후회 없이, 나에게 안정감을 주는 간식을 포기했다. 나중에는 그 간식이 하루 열량의 10%가 절대 넘지 않게 길들였고, 점차 그 간식을 먹고 싶은 마음까지도 줄어들었다.

지금까지 만들어진 것 중 가장 적응력이 뛰어나고 탄력 있는 기계인 당신의 신체는 신진대사를 자동으로 다시 프로그래밍해서 연료 효율성을 높인다. 더 깨끗하게 타는 연료로 달리는 자동차가 더 오래 지속되듯이, 당신의 신체도 더 오래 지속될 것이다. 연비가 높아지고(더 적은 연료로 더 많은 에너지를 얻고) 마모가 덜 할 것이다(산화와 염증이 적어서 세포에 대한 발암 효과를 낮춘다). 이렇게 연료를 바꾸면 당신 몸에 있는 세포도 더 건강해지고 질병에 대한 저항성도 높아진다. 앞서 배운 것도 기억하라. 몸의 모든 조직은 그 조직을 구성하는 세포가 건강한 만큼만 건강하다.

간헐적 단식과 키토제닉 식단

Q. 간헐적 단식과 키토제닉 식단이 암 치유에 도움이 될 수 있다고 들었다. 어떠한 원리인가?

A. '단식'은 단순히 오랜 시간 동안, 보통 저녁 식사부터 아침 식사까지 12시간, 더 길게는 14시간이나 16시간, 혹은 하루 종일 음식 없이 물만 마시는 것을 뜻한다. '간헐적'이라는 말은 2가지를 정하고(몇 시간 굶을 건지 그리고 언제 굶을 건지) 나머지 날에는 일반적인, 바라건대 건강한 식습관을 유지하는 것을 의미한다. 종종 간헐적 단식은 칼로리 제한과 병행된다. 예를 들어 일주일에 이틀은 훨씬 적게, 하루에 600~700칼로리만 먹는 거로 정한다고 하자. 그 이틀이 당신의 간헐적 단식 날이다. 다른 5일에는 일반적으로 먹는 것처럼 먹는다.

간헐적 단식은 오랫동안 제2형 당뇨, 대사증후군, 그리고 과도한 복부비만과 관련된 다른 질병을 치료하고 예방하는 데 도움을 준다고 알려져 왔다. 비만, 특히 과도한 복부비만을 줄이는 식습관의 변화가 암을 치유하고 예방하는 데 도움이 될 수 있다. 단식은 암세포를 굶주리게 하지만 건강한 세포는 굶주리게 하지 않는다는 걸 기억하라(5장 다음에 나오는 "날씬할수록 암에 걸릴 확률이 낮아진다"를 참조하라).

간헐적 단식이 암 치료에 도움이 될 수 있는 이유를 설명하는 데 도움이 되는 세포 메커니즘도 있다. 적게 섭취함으로써 세포의 대사율을 낮추면, 세포가 암으로 변할 가능성이 줄어든다. 간단하게 말해서 간헐적 단식을 할 때 몸이 일반적으로 사용하는 연료이자 암세포가 좋아하는 글루코스를 다 써버리고 (대부분의 경우 글루코스 연료 저장소인 간에 12시간 분량이 있다), 비축해놓은 연료(지방)를 케톤으로 분해하기 시작한다. 케톤은 암세포를 굶주리게 하는 몸과 두뇌의 대체 연료 자원이다. 이는 암을 퇴치하기 위해 키토제닉 식단을 하는 근거이기도 하다. 탄수화물을 더 적게 섭취할 때, 당신의 몸, 특히 두뇌는 연료를 당에서 케톤(암세포를 굶주리게 만들기도 하는 더 깨끗하고 효율적인 에너지 자원)으로 자동으로 바꾸게 된다.

하지만 간헐적 단식을 할지, 칼로리 제한을 할지, 키토제닉 식단을 할지, 아니면 다른 방식으로 먹을지를 정하기 전에, 반드시 영양에 대해 잘 아는 의료진과 상담해 당신에게 잘 맞추도록 하라.

6. 음식을 갈아 마시는 걸 즐겨라

'속이 좋지 않은 것'은 암 관련 불안과 암 치료, 특히 화학요법의 부작용 목록에서 1위를 차지하고 있다. 따라서 초반에는 속을 편안하게 해주는 식품을 섭취하는 것에 집중하라. 보통 다음 3가지의 간단한 변화로 시작된다.

1. 장에 가장 잘 맞는 식품을 섭취하라. "이걸 먹고 느껴봐" 같은 당신의 장에서 오는 피드백이 알려줄 것이다.
2. '2의 규칙'에 따라 섭취하라.
3. 음식을 갈아 마시는 걸 즐겨라.

[빌 박사의 이야기] 대장암을 위한 수술, 화학요법, 방사선치료. 장에 해로운 3가지로 부터 회복하는 동안, 나는 다음과 같이 생각했다.

- 내가 먹는 것과 먹는 방식으로 소화가 쉬워지게 할 수 있다면, 속이 더 편안해질 것이다.
- 음식을 잘게 갈아서 섞는 것은 소화에 도움을 준다. 믹서기는 장이 해야 할 일의 일부를 대신 해준다. 음식을 잘게 갈아서 섞는 것은 암 스트레스로 인한 변비의 치료법이기도 하다. 스무디는 변을 부드럽게 만들어준다는 걸 기억하라! 때때로 나는 이런 스무디를 '변-에이드'라고 부른다.

내 식사를 스무디로 많이 대체한 것이 속을 편하게 해주었다. 24년이 지난 지금 1주 일에 5일, 나는 여전히 아침 식사로 신선하게 갈아 만든 스무디 반 컵을 마시고(이 책 마 지막에 나오는 "암을 치유하는 레시피"를 참조하라), 나머지는 오전 간식으로, 때로는 가벼운 점심 으로 마신다.

마시는 건 암, 수술, 화학요법, 방사선 영향으로부터 회복할 때 발생하는 문제에 대한 가장 현명한 해법이고, 심지어 미래의 암 예방을 위한 도구이 기도 하다. 빌 박사가 25년이 넘게 암을 치유하고 다른 사람의 치유를 돕 는 동안, 음식을 갈아 마시는 것은 가장 좋은 결과를 냈고 가장 오래 지속 되는 효과를 보여준 도구였다. 음식을 갈아 마셔서 속이 편안해지고, 정신 적으로 안정되고, 육체적인 에너지가 솟아나는 것에 적응하게 되면, 이러 한 건강한 식습관을 지속하게 될 가능성도 크다.

음식을 잘게 갈아서 섞는 것이 착즙보다 낫다 당신에게도 오래된 착즙기 대신, 믹서기가 있을 것이다. 음식을 잘게 갈아서 섞는 것이 가장 나은 이유는 즙을 내면 장 마이크로바이옴이 좋아하는 거칠고 질긴 것들, 즉 섬유질을 다 버리게 되기 때문이다. 섬유질을 소화하지는 못하지만, 마이크로바이옴이 섬유질을 연료로 사용한다. 당신이 남긴 음식을 먹는 것이다! 섬유질을 함께 먹는 것이 즙으로 인한 당 스파이크를 낮춰주기도 한다. '당 스파이크를 피하는 것'이 항암을 위한 가장 중요한 가르침 중 하나다. 음식을 잘게 갈아서 섞어 먹는 것이 좋다.

[빌 박사의 말] 하루는 내가 회진을 돌고 있는데 가까운 병실에서 믹서기 소리가 들렸다. 옆에서 간호사가 "아, 시어스 선생님 환자 중 한 분이실 거예요"라고 말했다. 수술이나 질병에서 회복 중인 아이들은 특히 음식을 갈아 마시는 걸 좋아한다. 나의 어린 환자 중 하나가 "저는 스무디를 안정제라고 불러요"라고 했듯이 말이다.

암 요인	음식을 갈아 마시는 것의 장점
• 당 스파이크 • 항산화물질이 적게 함유된 식단 • 항암 영양소가 적게 함유된 식단 • 망가진 마이크로바이옴 • 비만, 과도한 복부비만 • 약해진 면역체계	• 적은 당 스파이크 • 높은 항산화물질 • 높은 항암 영양소 • 마이크로바이옴에 도움이 된다. • 날씬해지는 데 도움이 된다. • 면역체계를 똑똑하게 만든다.

스무디 만드는 팁

당신만의 암 치유 스무디로 만들어라. 이 책의 마지막에 나오는 우리의 항암 스무디 레시피를 즐겨보는 건 어떨까? 성공적으로 마시기 위한 몇 가지 팁은 다음과 같다.

적은 양으로 시작하고 천천히 마셔라 식단을 너무 빨리, 너무 많이 바꾸게 되면 습관의 기관인 장은 변비나 설사를 유발해 그 변화에 반항하기 쉽다. 음식을 갈아 마시는 걸 처음 시작할 때는 장이 이미 좋아하는 재료를 가지고 시작하라. 특히 수술에서 회복 중이거나 장에 해를 주는 화학 요법을 시작할 때, 갑자기 너무 많은 새로운 재료들로 장에 과부하를 주게 되면 속이 안 좋아질 가능성이 크다. 처음에 너무 많이, 너무 빨리 마시지도 말아라. 매시간 몇 모금 정도로 시작해서 속이 편하게 느껴지는 만큼 점차 양을 늘려라. 하루 종일 냉장고에 넣어놓거나 아이스팩을 사용해서 스무디를 차갑게 보관하라.

당신만의 레시피를 만들어라 이 책 마지막에 나와 있는 우리의 항암 스무디 레시피에 들어가는 항암 식품을 몇 주 동안 맛보고(덜 단 식품을 좋아하는 법을 배우고) 속이 어떤지를 느껴보고 나면, 속이 가장 편안하게 느껴지는 당신만의 치유 레시피를 만나게 될 것이다. 물론 장과 두뇌 모두 새로움을 즐기기 때문에 주기적으로 몇 가지 식품을 추가하거나 빼는 걸 원할 수도 있다.

당신의 스무디에 지방을 현명하게 더하라 스무디를 만드는 사람 대부분이 하는 가장 큰 실수는 충분한 양의 건강한 지방을 넣지 않는다는 것이다. 당신이 배운 것처럼, 쓸모없는 탄수화물은 당신을 뚱뚱하게 만들지만, 건강한 지방은 당신이 날씬함을 유지하도록 도와준다. 또 하나의 지방에 관한 사실은 지방이 비타민 A, D, E, K 같은 지용성 영양소와 카로티노이드와 플라보노이드 같은 항암 항산화물질의 흡수를 증가시킨다는 것이다. 마지막으로 지방은 스무디에 고소한 맛을 더해 준다. 당신의 항암 스무디를 더 많이 즐길수록 더 오래 지속적으로 스무디를 마시게 될 것이다(건강한 지방 목록은 이 책 마지막에 있는 "암을 치유하는 레시피"를 참조하라)!

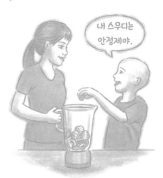

시너지를 즐겨라

당신의 치유 식단에서 중요한 치유 용어는 '시너지'다. 이는 접시 위 또는 그릇이나 믹서기 안에 더 다양한 종류와 색이 담겨 있을수록, 당신을 위해 싸우는 암 정복 영양소가 더 많다는 걸 의미한다. 11명의 선수가 있는 팀이 5명의 선수가 있는 팀보다 골을 넣을 확률이 큰 것처럼 말이다. 스무디나 샐러드는 하나만 단독으로 먹을 때보다 다양한 과일 및 녹색 채소를 먹을 때 암을 더 잘 퇴치하도록 서로 돕는다.

자, 이제 현명한 선택을 할 차례다.

암을 유발하는 식단을 섭취하면	암 정복 식단을 섭취하면
• 혈당을 치솟게 만든다.	• 혈당 스파이크를 없애준다.
• 복부에 지방을 축적한다.	• 복부비만으로부터 멀어지게 한다.
• 면역체계를 약화시킨다.	• 면역체계를 똑똑하게 한다.
• 건강한 식습관 결정을 하지 못하게 한다.	• 식습관 결정을 똑똑하게 한다.

7. 암 정복 향신료를 사용하라

암을 줄이기 위해 음식에 향신료를 더하라! 당신을 도와줄 향신료가 많지만, 항암 효과가 하나 이상인 과학적으로 증명된 5가지 향신료를 소개하겠다. 이 향신료들의 효과는 다음과 같다.

- 풍부한 항산화물질과 항염증 영양소가 함유되어 있다.
- 사람과 실험 동물 모두 항암 효과가 증명되었다.
- 세포자살(암세포의 프로그램된 죽음)을 유발하는 데 도움을 준다.
- 암 치료와 치유의 역효과를 줄여준다.

강황은 뛰어난 암 정복 향신료이다

강황은 특히 몇몇 흔한 암인 유방암, 대장암, 췌장암, 전립선암, 폐암을 치유한다고 입증된 향신료다. 지금까지 밝혀진 강황의 항암 효과는 다음과 같다.

- 건강한 세포가 암이 되지 않도록 보호하는 데 도움을 준다.
- 암세포의 성장을 억제한다.
- 화학요법이 덜 유해하고 더 효과가 있도록 도와준다.

강황 관련 팁

- 강황 통과 신선하게 간 후추 통(일반적으로 흡수가 잘되지 않는 강황의 흡수를 높여준다)을 주방과 식탁에 두어라.
- 말린 유기농 강황 뿌리 조각을 직접 갈아라.
- 매일 1티스푼을 먹도록 노력하라. 우리는 강황과 흑후추 반 티스푼을 아침에는 오믈렛에 뿌려 먹고 저녁에는 샐러드에 뿌려 먹는다.
- 강황에 올리브유를 곁들여라. 이 항암 오일은 강황의 흡수를 높여준다.
- 특히 강황은 따뜻한 샐러드에 살짝 데워졌을 때 풍미가 좋다("암을 치유하는 레시피"에서 빌 박사의 따뜻한 샐러드 부분을 참조하라).
- 강황 맛이 싫으면 하루에 2캡슐도 괜찮다. 캡슐에 흡수를 도와주는 후추의 주 항암 성분인 '피페린'도 들어 있는지 반드시 확인하라.

> **하루에 1티스푼의 강황과 흑후추는 암 예방에 도움이 된다.**

닥터 페퍼를 즐겨라

여기서 말하는 '닥터 페퍼'는 특정 브랜드의 음료수가 아니라, 진짜 갈아

낸 흑후추를 말하는 것이다. 흑후추가 흡수가 잘되지 않는 강황의 흡수를 높여준다는 걸 알고 나서, 후추 그라인더는 우리 식사의 중심이 되었다. 빌 박사는 후추를 굉장히 좋아하기 시작했고, 후추 그라인더가 안 보이면 약간 인내심이 없어질 정도였다. 빌은 마치 외로운 강황 통이 그 짝을 잃어버린 듯이, 후추 그라인더가 없으면 식사를 시작하지 않았다.

후추의 주 항암 성분인 피페린('검은 금'이라고 생각하라)은 특히 대장암 예방에 도움이 된다. 미뢰를 자극하고 재채기가 나오게 하는 같은 메커니즘이 췌장에서 소화 효소 생성을 시작하게 한다. 마치 혀가 췌장에게 내려오고 있는 것에 대비하라고 알려주는 것처럼 말이다. 후추는 또한 '장 통과 시간'이라고 하는, 음식이 소화관을 통해 이동해서 밖으로 나가는 데 걸리는 시간을 단축하게 한다. 그리고 당신이 이미 알고 있듯이 소화되지 않은 음식물이 장벽을 누르고 있는 시간이 짧을수록, 장벽을 덜 자극하게 되고 암에 덜 걸리게 된다. 동물과 사람을 대상으로 한 실험 연구에 따르면, 후추는 대장암뿐만 아니라 폐암과 유방암에도 항암 효과를 보였다.

피페린은 모든 후추에 함유되어 있지만, 흑후추에 가장 많이 함유되어 있다. 필요할 때마다 통후추를 갈아서 쓰는 게 가장 좋다. 앞에서 배웠듯이 양념에 재워두는 게 고기의 발암 성분을 어느 정도 줄여주니, 고기를 재울 때 쓰면 좋다.

카레로 당신의 암을 더 빠르게 치유하라

1장에서 배운 몸의 지혜를 다시 떠올려보자. 빌 박사는 암 투병 중에 자신이 인도 음식을 전보다 더 많이 먹고 싶어 하는 것을 깨달았다. 인도 카레에는 항암 효과를 가진 강황, 흑후추, 쿠민 씨앗과 같은 여러 향신료가 섞여 있다. 전통 식단을 먹는 인도 사람 대부분의 암 발병률이 매우 낮은 이유 중 하나가 아닐까?

마늘은 암 치유에 좋다

우리는 마늘을 '치유하는 냄새'라고 부른다. "빌, 당신한테서 또 마늘 냄새 나요." 아마도 마사가 웃으면서 말할 것이다. 향신료는 함유된 휘발성 오일에서 향을 얻는데, 마늘은 '휘발성'이 매우 강하다. 갓 다진 마늘에서 나는 "와!" 하게 만드는 향인 알리신은 강황과 더불어 마늘을 암 치유 향신료 중 최고 만들어 주는 영양소다.

빌 박사가 이 강력한 향신료를 연구하게 된 첫 번째 계기는 '마늘 입 냄새'였다. 마늘을 먹고 입과 몸에서 마늘 냄새가 난다면, 폐에도 마늘이 도달하고 조직에도 흡수되고 있는 걸 알 수 있다는 게 빌의 논리였다. 빌은 마늘이 거의 모든 주요 암, 특히 대장암, 간암, 위암, 유방암, 뇌종양, 자궁암, 폐암의 위험을 낮추는 데 도움을 주는 매우 잘 연구된 항암 향신료라는 걸 알게 되었다. 다른 여러 가지 항암 효과 이외에도 마늘은 유해 물질이 DNA를 손상시키는 것을 막는 데 도움을 주고(건강한 세포가 암이 될 확률을 낮춰주고), 세포가 스스로 파괴되는 것(세포자살)을 증가시키고(우리가 가장 좋아하는 마늘의 항암 효과), NK세포가 암세포와 더 잘 싸우도록 도와준다.

마늘의 약용 효과를 최대화하려면, 먹기 바로 전에 다져라. 갓 다진 생마늘은 최고의 약용 효과가 있지만, 입과 몸에서 마늘 냄새가 더 많이 날

것이다. 마늘을 익히면 냄새를 줄일 수는 있지만, 마늘의 효과 일부를 잃게 된다.

우리는 갓 다진 생마늘을 소스, 과카몰레, 수프, 고기 재는 양념 및 양념이 필요한 다른 음식에 넣는 걸 좋아한다. 우리가 가장 좋아하는 소스 중 하나인 아욜리(마늘과 올리브유로 만든 지중해식 소스-옮긴이)는 기본적으로 마늘로 업그레이드한 마요네즈다. 마사의 수제 페스토 소스에는 바질, 올리브유, 마늘이 들어간다. 빌 박사는 마늘의 효과를 최대한 살리기 위해 따뜻한 샐러드가 다 데워져 갈 즈음에 다진 마늘을 넣는다. 마사는 마늘 캡슐로 대신한다. 라벨에 '유기농'이라고 써진 걸 찾는 게 좋다.

계피는 맛있다!

계피가 당 스파이크를 낮추는 걸 도와준다는 연구를 읽고 나서(당 스파이크는 암세포에 영양을 공급한다는 걸 기억하라), 이제 우리는 아침에 마시는 스무디와 여러 가지 디저트(머핀과 파이 같은)에 계피를 뿌려 먹고, 가끔 재미 삼아 커피에 계피 스틱을 넣거나 계핏가루를 조금 첨가한다. 계핏가루는 시간이 지나면서 계피의 향, 맛, 건강한 속성이 조금씩 사라지므로 자주 갈아줘라. 계피는 캡슐 형태로도 있다.

생강은 암에 좋다

생강은 암 치료로 인한 메스꺼움을 완화하는 데 도움을 줄 수 있다. MD 앤더슨 암센터(MD Anderson Cancer Center)의 연구원들은 생강이 종양억제유전자를 강화할 수 있다는 걸 발견했다. 종양억제유전자는 유전적 돌연변이가 암이 되는 것을 막는 데 도움을 주는, 유전 군대에 속한 좋은 유전자다. 빌 박사는 유기농 생강 뿌리를 갈아서 샐러드, 수프, 스무디에 넣는다.

마사는 캡슐에 들어 있는 생강 가루를 선호한다.

그 밖에 치유에 도움이 되는 다른 허브로는 로즈메리, 오레가노, 타임, 겨자씨 등이 있다.

8. 과학적으로 증명된 보충제를 즐겨라

암 수술, 화학요법, 방사선치료 및 다른 암 치료에서 회복할 때 식욕부진, 위장 장애, 상처 회복이 다 합쳐져 영양 섭취가 부족한 경우가 많다(영양 섭취가 가장 좋아야 할 바로 그때에 말이다). 과학에 기반한 보충제가 이 빈틈을 채우는 데 도움을 준다. '보충'이라는 단어는 말 그대로 항암 식품 섭취 이외에 추가되는 것이지, 식품 섭취를 대신하는 게 아니라는 점에 유의하라.

보충제는 선택하기 어려울 수 있다. 거기다 낫고 싶은 욕망과 도움이 될만한 건 무엇이든 섭취하려는 의지는 당신을 과학보다 상술에 취약하게 만들 수 있다. 영양 보충제의 미로 속에서 당신을 인도하고 자신에게 가장 적합한 보충제를 선택하려면, 다음 3가지 규칙을 명심하라.

1. 먹지 않지만 필요하다면 섭취해야 한다.
2. 과학적인 근거를 제시하라.
3. 출처를 제시하라.

다음은 우리가 가장 좋아하고 암 치유와 전체적인 면역체계 건강을 뒷받침하는 과학적으로 증명된 보충제 4가지를 요약한 것이다.

주요 암 요인	과학적인 보충제의 효과
• 약화된 면역체계	• 면역체계를 도와준다.
• 염증	• 염증을 줄여준다.
• 산화	• 항산화물질을 제공한다.
• 스트레스 불균형	• 스트레스를 진정시키는 데 도움을 준다.
• 마이크로바이옴 불균형	• 마이크로바이옴에 영양을 제공한다.

오메가-3: 오, 나의 오메가!

해산물 기반의 오메가-3가 우리가 선택한 최고의 항암 영양소인 이유에 관해서는 5장 초반을 참조하면 된다.

생선이나 생선 오일을 좋아하지 않거나 채식주의자라면 채식주의 기반의 해산물에서 얻은 오메가-3나 해조류에서 얻는 보충제를 먹어야 할 수도 있다. 한 연구에 따르면 해조류에서 얻은 오메가-3를 섭취한 사람들의 NK세포는 더 큰 싸움 능력을 보였다.

아마 씨와 치아시드 같은 씨앗에서 얻는 오메가-3는 해조류에서 얻는 오메가-3만큼 생물학적인 효과가 있지 않다. 당신이 채식주의자라면, 지금의 식단이 충분한 양의 오메가-3를 얻을 수 있는지 아니면 보충제로 해조류에서 얻은 오메가-3를 섭취해야 하는지 측정해보기를 권한다. 우리의 경험에 따르면 대부분의 채식주의자는 충분한 세포 건강을 위해 필요한

8% 수치에 도달하기 위해 하루에 적어도 1,000mg의 오메가-3 DHA/EPA 를 섭취해야 한다.

비타민 D: 암을 감소시킬 수 있다

과학적인 이론이 뒷받침하는 보충제를 선택할 때 다시 생각해보자. 이것이 필요한가? 당신이 다음에 해당한다면, 혈중 비타민 D 수치가 충분하지 않을 위험이 크다.

- 자연에서 시간을 자주 보내지 않는다.
- 60세 이상이다.
- 북반구에 산다.
- 면역 결핍 질환을 앓고 있다.
- 우울하다(비타민 D는 항우울제 역할도 한다).
- 비만이다(비만인 경우 비타민 D가 몸 전체의 세포에 도달하는 대신, 과도한 지방에 갇혀 있는 것이다).
- 자연산 연어와 달걀노른자같이 비타민 D가 풍부한 식품을 충분히 섭취하지 않는다.

최근 연구에 따르면 미국 성인 90%의 비타민 D 수치가 이상적인 범위인 40~60ng/ml보다 낮다.

나이가 들어가면서 더 많은 비타민 D가 필요하다. 우리 몸의 비타민 D 대부분은 햇빛에 노출될 때 콜레스테롤이 비타민 D로 전환되면서 발생하는데, 나이가 들수록 피부에 있는 콜레스테롤이 적어진다. 연구원들은 70세 노인에게서 햇빛 노출로 만들어지는 비타민 D가 20세 청년보다 70% 적다는 것을 발견했다. 비타민 D 부족은 고령자들이 가장 흔하게 걸리는 암인 유방암, 전립선암, 대장암 발병률 증가와도 관련이 있다.

비타민 D가 암 퇴치를 돕는 방법 비타민 D는 암 전문의가 주목한 바로 그것이다! 암을 예방하고 치유하려면 주로 이것이 필요하다.

- 더 똑똑한 두뇌: 비타민 D는 신경보호 물질이다. 뉴런에는 비타민 D 수용체가 많은데, 이 수용체는 비타민 D에게 "어서 들어와, 우리는 네가 필요해"라고 말한다(아마도 이것이 비타민 D가 항우울제라고 불리는 이유일 것이다).

- 더 똑똑한 면역체계: 충분한 혈중 비타민 D 수치는 면역체계를 강화한다(그리고 약화된 면역체계는 가장 큰 암 요인 중 하나다). 코로나19에 감염된 환자 중 혈중 비타민 D 수치가 높은 환자가 덜 아프고 더 빨리 회복했음을 보여주는 연구가 나오면서, 최근 비타민 D와 면역체계 건강의 관계가 강조되었다.

- 더 좋은 혈관: 혈액 공급이 잘 될수록 더 잘 낫는다. 비타민 D는 노화로 인해 딱딱하게 굳어진 동맥을 부드럽게 하는 데 도움이 된다.

비타민 D는 암세포에게 "진정하고 공격적인 배신자 암세포가 되지 마!"라고 말하면서, 암세포의 성장과 공격성을 감소시켜 암 억제제 역할도 한다. 비타민 D가 충분한지 확인하려면 피 검사를 하라. 결과가 40ng/ml 이하면, 비타민 D가 풍부한 식품(약 170g의 자연산 태평양 연어에는 2,000IU의 비타민 D가 함유되어 있다)을 더 많이 섭취해야 하고 하루에 1,000~2,000 units의 비타민 D3 보충제를 먹어야 할 것이다. 그러고 나서 두세 달 후에 수치를 다시 검사해봐라.

여성들은 주목하라!

그래스루츠헬스 연구소(GrassrootsHealth Nutrient Research Institute)에서 2018년 시행한 연구에 따르면, 비타민 D 수치가 60ng/ml 이상인 55세 이상의 여성은 비타민 D 수치가 20ng/ml 이하인 여성에 비해 유방암에 걸릴 위험이 80% 감소했다. 2014년에 캘리포니아대학교 산하 샌디에이고 의과대학에서 시행한 연구는 미국 유방암 환자의 평균 비타민 D 수치가 17ng/ml임을 보여주었다.

식물성 식품 추출물은 부족한 영양을 채우도록 도와준다

'먹지 않지만 필요하다면 섭취해야 한다'의 법칙이 가장 잘 나타나는 또 다른 분야가 있다. 최고의 항암 식품이 무엇인지에 대한 여러 주장으로 혼란스러운 가운데, 신뢰받는 암 의료진이 동의하는 하나의 단순한 결론이 있다. 더 많은 채소(특히 잎이 많은 녹색 채소)와 다른 식물성 식품을 섭취할수록, 위험이 낮아진다는 것이다(특히 암에 해당하는 말이지만, 걸리고 싶지 않은 거의 모든 질병에도 해당한다). 식물성 식품은 암을 예방하기도 하고 치유하기도 한다. 병에 걸렸을 때 조직이 아무는 걸 도와주기 때문이다.

당연히 치유를 돕고 향후 질병의 위험을 낮추기 위해 매일 섭취해야 하는 식물성 식품의 양이 얼마인지 궁금할 것이다. 하루에 적어도 주먹 10개 정도는 섭취해야 한다. 우리는 "저 채소를 다 좋아하지는 않지만, 암도 싫어. 그러니까 채소를 더 많이 섭취하는 걸 좋아하는 법을 배울 거야"라고 생각하는 과정을 거쳐야 했고, 당신도 아마 그 과정이 필요할 것이다.

이것을 배우고 우리는 매일의 식단을 바꾸었다. 이제 아침에 여러 가지 과일과 채소를 넣은 스무디를 마시고 저녁에는 여러 가지 채소가 들어간 샐러드를 먹는다. 하지만 우리가 원하는 주먹 10개 이상 양의 과일과 채소를 섭취하지 못하는 날도 있다. 그래서 몇 가지 과학적으로 효과가 증명된 과일과 채소 보충제도 먹는다.

아스타잔틴: 훌륭한 보충제

아스타잔틴은 대자연의 가장 강력한 항산화물질이며, 우리의 최고 항암 식품인 연어가 분홍색을 띠게 만드는 카로티노이드 영양소이다(카로티노이드는 많은 식물성 식품에 함유된 짙은 색깔을 띠는 항산화물질이다). 카로티노이드는 색깔을 띠고, 알록달록한 식품은 암을 퇴치한다. 색이 진할수록 일반적으로 더 많은 항암 영양소를 함유하고 있다는 사실을 명심하라.

아스타잔틴 보충제에는 다음과 같은 효과가 있다.

- 암을 퇴치하는 NK세포의 싸움 능력을 증가시켜 면역체계를 똑똑하게 만든다.
- 세포가 암이 되게 만드는 손상으로부터 DNA를 보호한다.
- 가장 큰 암 요인인 산화와 염증을 줄여준다.

연구에 따르면 아스타잔틴은 종양 세포의 성장을 늦추기도 한다. 아스타잔틴의 카로티노이드 사촌인 베타카로틴이 풍부한 식단을 섭취하는 사람들이 감소한 암 발병률을 보였다는 많은 연구도 있다.

스피룰리나: 유명한 해산물 보충제

스피룰리나는 영양소가 풍부하고, 아스타잔틴처럼 민물 연못에서 자라는 미세조류에서 얻은 소화가 쉬운 채소다. 60%가 단백질이고, 강력한 항산화물질인 베타카로틴이 그 어떤 과일이나 채소보다 풍부하게 함유되어 있다. 철분, 베타카로틴, 제아잔틴, 비타민 B군, 비타민 K1과 K2 등 암 환자에게 부족한 다른 많은 영양소도 풍부하게 함유되어 있다.

빌 박사의 일일 암 정복 식단

암으로 인해 나의 식습관이 완전히 바뀌었다. 다음은 나의 식단을 요약한 것이다.

- 음식을 갈아 마시면서 하루를 시작한다. 스무디를 마시지 않는 날에는 여러 가지 채소를 넣은 오믈렛과 과카몰레를 먹는다.
- 하루 종일 레몬을 넣은 녹차를 마신다(녹차로 입을 헹구면 치아 건강에도 도움이 된다. 구강 건강과 암의 관계는 13장을 참조하라).
- 저녁으로는 많은 양의 암 정복 샐러드를 먹고, 가끔 170g 정도의 자연산 연어 필레를 곁들여 먹는다.
- '2의 규칙'에 따라 조금씩 자주 먹는다.
- 간식으로 달걀, 직접 만든 견과류 바, 견과류로 만든 버터를 곁들인 유기농 사과를 먹는다.
- 자연산 해산물을 1주일에 서너 번 먹으려고 하고, 저녁으로 야생 고기(특히 사슴 고기나 목초만 먹고 목초에서만 자란 양이나 소)를 한 달에 두세 번 먹으려고 한다.
- 1주일에 2번 유기농 레드와인 한 잔을 저녁 식사에 곁들여 천천히 마신다.
- 가끔 특별한 때에 직접 만든 머핀, 사과/건포도 파이, 직접 만든 아이스크림을 즐긴다.
- 몇 가지 보충제를 매일 먹는다.
  ① 오메가-3: 오메가-3 수치를 8% 이상으로 유지하기 충분하도록
  ② 비타민 D3: 매일 2,000IU, 수치를 50ng/ml 이상으로 유지하기 충분하도록

③ 과일, 채소, 베리 블렌드 보충제 캡슐로 항산화물질을
추가(이 책의 저자는 '주스 플러스[Juice Plus+]'라는 브랜드의 보충제를
먹는다-옮긴이)

④ 스피룰리나: 가끔 스무디에 첨가

• 칼로리를 자주 계산하지는 않지만, 2,000~2,200칼로리를
섭취하고 2,500~2,700칼로리를 소모하려고 한다.

암을 정복하는 사람의 식단을 요약하면 다음과 같다.

• 스무디를 마시는 사람
• 견과류를 먹는 사람
• 녹차로 입을 헹구는 사람
• 해산물을 좋아하는 사람
• 조금씩 자주 먹는 사람
• 현명하게 간식을 먹는 사람
• 샐러드를 먹는 사람
• 오래 씹는 사람
• 탄수화물을 적게 먹는 사람
• 과학적으로 효과가 증명된 보충제를 먹는 사람

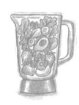

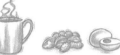

암 정복 스무디　　녹차　　겹과류와　　암 정복 샐러드　　간식
　　　　　　　　　　　　달걀 먹기

암 정복 접시

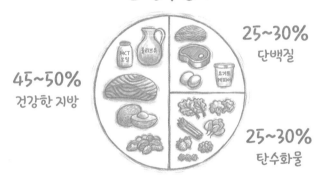

45~50%
건강한 지방

25~30%
단백질

25~30%
탄수화물

날씬할수록
암에 걸릴 확률이 낮아진다

암을 치유하고 미래의 암이 발달하는 것을 예방하기 위해 복용할 수 있는 최고의 '약'은 무엇일까?

날씬함을 유지하라!

'날씬하다'는 최고의 암 치유 및 예방 단어다. 날씬하다는 것은 '마른' 게 아니다. 개개인의 체형에 적당한 근육량과 체지방률을 가지고 있다는 의미다. 날씬함을 유지하는 게 암 치유에 도움이 되는 5가지 주요 이유가 있다.

1. 발암물질은 과도한 지방 조직에 저장된다.
2. 과도한 체지방은 암에 많은 영양을 공급해주는 혈당 수치가 올라가

게 만든다.

3. 과도한 지방은 면역체계를 약화시킬 수 있다.

4. 과도한 지방은 호르몬 불균형을 일으킬 수 있다.

5. 과도한 복부비만은 염증을 잘 일으키고, 염증은 암을 악화시킨다.

과도한 복부비만을 주요 암 요인으로 내세우는 통계 연구 이외에 빌 박사를 더 움직이게 하고, 덜 앉아 있게 하고, 벨트 크기를 줄이게 만든 또 다른 이유는 암 연구원들의 과학적 발견이었다. 연구원들은 과도한 지방, 특히 복부의 지방이 우리가 먹는 식품과 우리가 마시는 공기에서 나오는 발암물질의 주요 저장 장소라는 사실을 발견했다. 이것 때문에 '해로운 허리'라는 꼬리표가 붙은 것이다.

당신은 높은 혈당 수치와 약해진 면역체계가 암 성장에 주는 영향에 대해 이미 알고 있다. 그런데 불균형 상태의 호르몬도 위험 요인이다. 지나친 체지방(언급했듯이 특히 복부비만)은 남성과 여성 모두에게서 혈중 에스트로겐 농도를 증가시킨다. 지방 세포가 에스트로겐을 만든다. 특정 암, 특히 유방암과 자궁암은 높은 에스트로겐 수치에 의해 악화된다.

우리 가족이 지금의 생활 방식, 운동, 태도, 영양분 섭취를 계속하게 만든 또 다른 놀라운 통계는 소아청소년과 문헌뿐만 아니라 우리의 진료 현장에도 있었다. 오늘날 젊은 성인들은 인류 역사상 가장 높은 암 발병률을 기록하고 있다. 인류 역사상 가장 뚱뚱하기

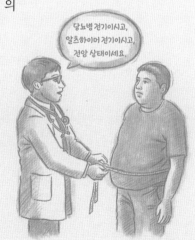

도 하다. 어떤 상관관계가 있을까? 과학적으로는 상관관계가 있다.

체중 감소보다 체지방 감소

체중 감소보다 허리둘레를 줄이는 게 암 예방과 치유에 더 도움이 된다. 실제로 복부의 지방을 빼면서 근육 무게를 더하는 게(근육이 지방보다 더 무겁다) 좋다. 근육이 많을수록 당 스파이크가 줄어든다.

복부의 지방이 증가할수록 거의 모든 암 발병률이 증가하기 때문에, 날씬함을 유지하도록 도와주는 최고의 도구는 우리의 암 정복 식단을 섭취하고 더 많이 움직이고 덜 앉아 있는 것이다. 6장에서 그 방법을 배우게 될 것이다.

그냥 놔두면 나이가 들면서 암이 증가하는 이유

예전에는 암이 '노화와 관련된' 질병 중 하나였다. 오늘날에는 모든 연령대에서 많이 발생하고 있긴 하지만, 나이가 들어가면서 더 위험도가 증가하는 몇 가지 이유가 있다.

- 암은 누적 효과라고 불리는 것 때문에 발생한다. 일정 기간 적은 양의 발암물질이 쌓인 결과이다. 예를 들어 매일 조금씩 유기농이 아닌, 살충제가 잔뜩 뿌려진 식품을 먹으면, 살충제가 조금씩 세포 안에 있게 된다. 수년이 지나면 이 독성물질이 점차 더 많은 세포에서 점점 더 높은 수치에 도달하게 되고, 건강한 세포가 암이 되기 시작한다.
- 나이가 들면서 암을 자라게 하는 식품을 더 많이 먹는다. 나이가 들수록 당 대사는 더 변덕스러워진다. 탄수화물은 당 스파이크를 더 많이 만들어내고 인슐린 수치도 올라간다.
- 노화된 세포는 자신을 보호하는 항산화물질을 더 적게 만든다.
- 일반적으로 나이가 들면서 복부에 지방을 더 축적한다. 유해 물질이 지방에 저장되기 때문에, 복부에 지방이 더 많을수록 더 많은 발암물질이 쌓인다. 복부비만은 더 큰 당 스파이크의 요인이기도 하다.
- 나이가 들면서 근육량이 줄어든다. 근육은 당 스파이크를 없애는 데 도움이 된다. 근육량이 적고 지방이 많으면 암의 먹이가 되는 당 스파이크가 더 많아진다.
- 본래 보호 기능을 하는 항암 세포 기계를 포함한 우리의 면역체계도 노화된다. 나이가 들면서 점차 약해지는 면역체계가 노화에 연관된 암의 증가에 어느 정도는 책임이 있을지도 모른다.

• 고령자는 대체로 잠을 적게 자고, 수면을 촉진하고 암을 정복하는 호르몬인 멜라토닌이 적게 생성된다.

대부분 암은 암세포가 본격적으로 활동하기까지 수년이 걸린다. 암에 일찍 '걸려'도 기관이 아직 많이 손상되지 않았기 때문에 암을 느끼지 못할 수도 있다(언젠가는 초기에 종양 표지자를 검출할 수 있는 혈액 검사가 생겨 암을 느끼기 전에 발견할 수 있기를 바란다). 또한 나이가 들면서 암에 걸릴 위험만 증가하는 게 아니라, 암 치료 역효과도 증가한다는 사실도 주목할 만하다.

우리가 내린 결론은, 나이가 들수록 암 예방에 더 똑똑해져야 한다는 것이다. 똑똑하게 먹고, 더 움직이며 덜 앉아 있고, 더 많이 명상하며 덜 흥분함으로써 면역체계를 젊고 건강하게 유지하라.

좋은 소식은 암 치유를 돕는 도구가 장수하게 도와줄 도구와 같다는 것이다. 사실 암을 치료하는 도구라기보다 '내 장수 비결'이라고 생각하는 게 더 긍정적일 수 있다.

제 6 장

더 많이 움직이고,
덜 앉아 있고, 더 잘 치유하라

암 연구원들에 따르면 하루 운동량이 증가할수록 거의 모든 암의 위험이 낮아진다. 일리 있는 이야기다. 운동(항암 방식의 식사 같은)은 IGF-1 수치와 혈당 스파이크 같이 암에 영양을 공급해주는 생화학적 물질의 수치를 낮춰준다. '의자병'은 의사의 사전에 올라와 있는 최신 질병 중 하나이고, 가장 잘 예방할 수 있는 암 원인 중 하나다. 다음 구절을 명심하라.

날씬할수록 암에 덜 걸린다.

기억을 되살려보자. 암 치유에는 크게 3가지가 필요하다.

1. 당신을 위해 더 잘 싸울 수 있도록 암 정복 군대를 똑똑하게 만들어라.
2. 당신의 세포 정원(2장 참조)의 환경이 건강한 세포에 영양을 공급하고

암세포를 퇴치하게 만들어라.

3. 암세포의 비료를 줄여라.

움직이는 것은 이러한 3가지 모두를 하는 것이다.

혈액 흐름이 좋을수록 더 건강하다 당신 몸 안에 있는 모든 기관은 그 기관으로 흘러 들어가는 혈액의 양과 질만큼 건강하다. 몸을 움직이면 몸 전체에 있는 모든 중요한 기관으로 혈액이 더 많이 흘러간다.

혈액 흐름이 좋을수록 더 건강하다.

움직이는 사람이 앉아 있는 사람보다 더 잘 회복하는 이유는 다음과 같다.

더 많이 움직임	더 많이 앉아 있음
• 더 똑똑한 암 정복 군대	• 더 약한 암 정복 군대
• 더 적은 혈당 스파이크	• 더 많은 혈당 스파이크
• 더 날씬한 허리	• 더 뚱뚱하며 암에 영양을 공급해주는 허리
• 암 비료 저장이 적어짐	• 암 비료가 체지방에 저장되어 있음
• 염증이 적음	• 'OO염' 질환을 더 많이 앓음
• 더 똑똑한 암 정복 사고방식	• 더 약한 암 정복 사고방식
• 더 낙천적임	• 더 비관적일 가능성이 큼

앉아서 걱정하는 건 당신에게 좋지 않다!

움직이면 암 정복 군대가 동원된다

우리가 '움직이는 사람'이라고 부르는 규칙적으로 운동하는 사람의 NK세포는 앉아 있는 사람들의 NK세포보다 그 수가 많고 싸움 능력이 더 뛰어나다. 운동이 어떻게 암 퇴치에 도움을 주는지에 관한 한 가지 이론은 운동이 근육을 수축하게 만들고, 그것이 혈관과 림프관을 눌러서 혈액과 림프가 더 빨리 흐르게 한다는 것이다. 이것이 면역체계 군대의 NK세포와 다른 백혈구가 더 많은 대원과 함께 몸을 더 빨리, 더 많이 순찰하도록 도와줄 수 있다.

직접적으로 면역체계를 동원하는 것 이외에도 운동은 복부의 지방을 움직이게 만들어 허리둘레를 줄이는 데 도움을 준다. '해로운 허리' 둘레를 줄이면, 암이 줄어들게 만든다.

달리거나, 수영하거나, 빠르게 걷거나, 춤을 추거나, 다른 격렬한 운동을 할 때, "내 항암 군대를 동원하고 있어. NK세포가 더 똑똑하게 싸우게 만들고 있어. 해로운 허리둘레를 줄이고 있어"라고 생각하라.

암세포가 당신의 NK세포보다 더 똑똑해질 수도 있다. 만약 그렇게 되도록 놔두면 말이다. 암세포는 복제되면서 환경에 적응을 하는데, 그중 하나가 NK세포의 눈에 띄지 않는 법을 배우는 것이다. 암세포는 성장하고 증식하기 위해 주변 환경에 있는 성장 인자를 더 많이 차지하는 법도 배운다. 그러니 항상 학습하는 적대적인 암세포 침입자를 더 잘 퇴치하기 위해 NK세포 군대가 똑똑해지도록 도와주는 게 매우 중요하다.

운동은 당 스파이크를 없앤다

암세포는 당 스파이크를 먹고 자란다는 논리를 따라야 한다. 운동은 당 스파이크를 없앤다. 이는 움직이는 사람이 앉아 있는 사람보다 암으로부터 회복할 가능성이 큰 이유 중 하나다.

운동이 '인슐린감수성'을 증가시키기 때문에, 운동은 당 스파이크를 없앤다. 운동은 혈당이 세포 안으로 들어가게 하는 문을 열어 건강한 세포가 더 많은 당을 사용하게 되고, 그러면 암세포가 먹을 당은 적게 남는다. '당뇨병 전기'와 '제2형 당뇨병'이라고 불리기도 하는 '인슐린저항성'은 이제 미국과 전 세계적으로 가장 많이 발생하는 의학적 질병이다. 이로 인해 많은 사람이 '당뇨병 전기'일 뿐만 아니라 '전암' 상태이기도 하다.

운동은 모든 기관을 향상시킨다

운동은 '중복이환'을 줄여준다. 중복이환이란 암 이전과 암을 앓는 동안에 나타나는 다른 질병을 일컫는 의학 용어다. 두뇌, 장, 심장, 뼈, 면역체계 등 당신의 몸 안에 있는 거의 모든 기관은 당신이 더 많이 움직일수록 더 건강해진다.

운동은 머리로 간다

암 치유의 현명한 파트너가 되려면 암에 대해 잘 알아야 한다. 현명한 결정을 내려야 할 것이고, 매일 항암제를 복용하고, 진료 때 주치의에게 물어봐야 할 의학적인 질문 등과 같이 많은 것들을 기억하고 있어야 할 것이다. 운동은 뇌로 가는 혈류를 증가시켜서 뇌 조직을 복구하고 건강하게 유지하도록 도와준다. 운동은 치유에 필요할 새로운 뇌 조직이 자라는 걸 도와주는 천연 두뇌 성장 비료를 뇌에 공급해주기도 한다.

많은 암 정복 도구, 특히 운동이 뇌를 강조한다는 것을 알 수 있다. 1장에서 그 이유를 배웠다. 뇌는 몸 암에 있는 암 정복 군대의 최고 사령관이다. 더 많이 움직일수록 뇌로 가는 혈류가 증가한다. 뇌가 똑똑할수록 암 회복 단계에서 똑똑한 결정을 내릴 수 있다.

암 치유 과정 가운데 당신의 마음을 더럽히고 회복을 더디게 만드는 해로운 생각에도 대처해야 할 것이다. '암이 없어지고 있나?' '이 새로운 항암제가 나에게 어떤 영향을 줄까?' '암이 재발할까?' 이런 생각 말이다. 정상적이고 흔히 하는 걱정이지만, 그냥 놔두면 당신의 마음을 병들게 할 수 있다. 그럴 때 운동이 도움이 된다! 운동하는 동안에는 일반적으로 해로운 생각이 뇌 속에서 오래 지속되기 전에 줄어들거나 사라지게 된다.

움직이는 사람은 다 털어버린다 마이애미대학교의 한 연구에 따르면 많이 움직이는 사람은 앉아 있는 사람에 비해 '나쁜 소식'을 더 잘 털어버릴 수 있다는 것이 밝혀졌다. 운동을 하는 사람은 부정적인 생각이 더 빨리 '달아나게' 만들어 머릿속에 생각이 자리 잡지 않게 할 수 있는 것 같다.

움직임은 호르몬의 균형을 유지한다

우리가 앞부분에서 알려준 것으로 돌아가보자. 암 치유는 신체를 생화학, 호르몬, 그리고 대사 균형 상태로 되돌리는 것이다. 유방암, 난소암, 자궁

암과 같은 에스트로겐 의존성 암은 에스트로겐 수치가 지나치게 높을 때 잘 자랄 수 있다. 이와 유사하게 높은 테스토스테론 수치는 전립선암과 고환암을 잘 자라게 할 수 있다. 운동은 당신에게 필요한 호르몬 건강을 위해 이러한 호르몬 균형을 유지해준다.

유방암 이겨내기

운동을 많이 하는 여성들이 유방암에 적게 걸린다는 연구결과가 있다. 이 '운동 효과'는 운동 시간이 길고 운동 강도가 클수록 암 예방 효과가 크다.

당신만의 암 정복 약국을 여는 방법

몸 안에는 당신의 암을 치유하는 데 도움이 되는 약을 만들 수 있는 당신만의 약국이 있다. 이 약은 3배로 좋은 효과가 있다. 암 치유를 도와주고, 치료의 역효과를 줄이는 데 도움을 주고, 그중 많은 약은 전통 방식의 치료법이 더 잘 작용하도록 도와준다. 이 약국을 여는 열쇠가 뭐냐고? 바로 움직이는 것이다! 이에 대한 의사와 환자(이름은 수잔이다)의 대화를 상상해보자!

"수술, 화학요법, 방사선치료 중에서 환자분 암에 가장 좋다고 생각되는 치료법에 대해 이야기하기 전에, 암세포를 죽이는 걸 도와줄 수 있는 환자분만의 암 정복 군대가 몸 안에 있다는 걸 알고 계셨으면 좋겠어요. 그 군대가 더 잘 싸우도록 준비시키기 위해 환자분이 하실 수 있는 일에 대해 얘기해보려고 해요."

의사는 NK세포에 대해 설명한다.

"수잔, 면역체계 군대 이외에도 환자분의 몸 안에는 환자분만의 암 정복 약국이 있어요. 지금부터 가르쳐드릴 내용은 노벨상을 받은 것이기도 하죠. 잘 들어보세요."

환자의 관심이 높아졌다.

"수잔, 제가 질문 하나 할게요. 환자분이 정말 대단한 기계(인간의 신체)를 설계하고 있는데 먹고, 생각하고, 살아가는 방식에 의해 신체가 망가진다는 걸 알고 있다고 합시다. 그러면 질병을 퇴치하도록 도와주는 약을 저장해두고 분배해주는 약국을 몸 안에 설치하고 싶지 않겠어요? 우리가 바로 그걸 가진 거예요.

물론 약을 몇 가지 처방할 수는 있을 겁니다. 필요하면 처방할 겁니다. 하지만 몸에서 만드는 약이 먹는 약보다 더 좋아요. 환자분만을 위한 맞춤이니까요. 그 약은 딱 맞는 시간에, 딱 맞는 양으로 나오고, 역효과도 전혀 없어요. 안타깝지만 제가 처방해드릴 수 있는 수많은 약에는 역효과가 있어요."

수잔이 관심을 보인다. "선생님, 그럼 저를 낫게 해주는 약을 만드는 저만을 위한 약국이 실제로 제 몸 안에 있는 거예요?"

"네, 있어요. 하지만 가장 좋은 약을 만들려면 그 약국을 잘 관리해야 해요." 의사가 대답한다.

"알겠어요. 어떻게 관리해야 할까요?" 수잔이 대답한다.

"이게 환자분의 혈관이에요. 내피라고 부르는 내벽이 있죠. 여기에 그 약국이 있어요. 똑똑한 디자인 아닌가요? 약이 혈류로 최대한 빠르게 들

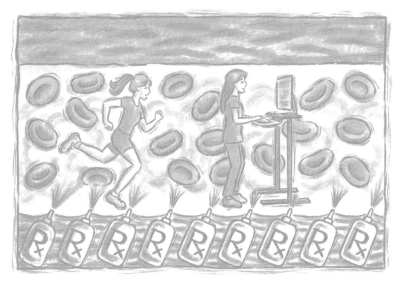

움직이는 맨디

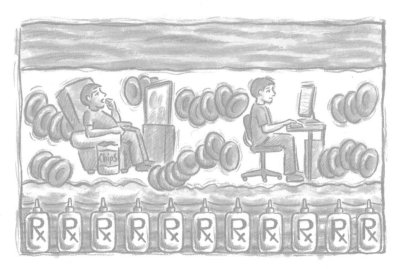

앉아 있는 샘

어가기를 원한다면, 혈관 내벽이 바로 그곳이죠."

"그렇군요!" 수잔이 말한다.

"작은 약병들을 보세요. 환자분 몸 안에 수조 개의 약이 있어요. 이 약병 안에 들어 있는 약은 액체가 아닌 가스라서 더 빨리 퍼져요. 이 수조 개의 작은 병이 약을 혈액으로 뿜어내는 모습을 상상해보세요."

수잔은 감탄한다.

"환자분의 약국을 가득 채우고, 약국을 열고, 환자분을 위해 더 좋은 약을 만드는 걸 도와주려면 2가지를 해야 해요."

"뭐죠?" 수잔이 묻는다.

"간단해요, 똑똑하게 먹고 더 많이 움직이는 겁니다. 의사가 말한다. "그림을 보세요. 맨디는 많이 움직이는 사람이라고 합시다. 맨디가 움직이면, 약병 위로 피가 빠르게 흘러요. 움직임은 약병을 여는 힘(전단력)을 발생시키고 그러면 천연 약이 병에서 나오게 됩니다. 그래서 환자분을 위한 최고의 처방이 '더 많이 움직이고, 덜 앉아 있어라'인 거예요.

그림 속 맨디는 '끈적거리는 것'(끈적거리고 달고 가공된 가짜 식품)도 먹지 않기 때문에 혈액이나 혈관 내벽에 끈적거리는 게 없고 약병에도 달라붙지 않는다.

"이제 앉아 있는 샘을 생각해봅시다. 샘은 그 반대예요. 너무 많이 앉아 있고 끈적거리는 걸 너무 많이 먹어요. 결과적으로 샘의 약병은 열리지 않죠. 수잔, 당신만의 약국을 위해 둘 중에 누구를 모델로 삼고 싶은가요? 앉아 있는 샘인가요, 움직이는 맨디인가요?"

수잔이 말한다. "당연히 움직이는 맨디죠. 선생님, 저 이제 의욕이 생겼어요. 물론 식단과 운동이 좋다는 얘기도 다 들어봤지만, 이제 제 몸 안에서 일어나는 일과 그 이유를 알았으니 변화를 일으키는 데 더 전념하려고요."

남성 갱년기는 중년 남성에게서 발생하는 테스토스테론(남성 근육을 만드는 천연 물질)의 감소다. 근육이 약해지면 혈당(암에 영양을 공급하는 가장 큰 요인)이 높아진다. 여기에 남성 갱년기에 자주 나타나는 불룩한 배까지 더해지면 암이 생길 수 있는 2가지 나쁜 요인을 갖고 있는 것이다. 처방전은 간단하다. 나이가 들수록 근육을 강화하는 운동을 더 해야 한다.

혈액이 잘 흐를수록 좋은 사고를 한다! 혈액이 잘 흐를수록 잘 낫는다!
운동을 하면 2가지가 다 된다.

운동이 치유와 잘 맞게 만드는 방법

혈액의 흐름을 증가(심박수와 호흡수 증가로 알 수 있다)시키는 모든 운동은 치유를 도와준다. 수술이나 다른 병원 치료(유치 카테터 같은)에서 회복 중이라서 격렬한 운동, 수영, 빠르게 걷기를 잠시 할 수 없다면 다음을 한번 해봐라.

- 가벼운 추를 부착한 상태에서 팔이나 다리 움직이기
- 등척성 운동 많이 하기. '고통'을 느낄 때까지 근육의 수축 상태 계속 유지하기!
  ① 앉아서 허벅지를 위로 올리고, 종아리를 교차시키고 발목을 서

로 누르면서 20~30초 동안 유지하라. 그다음 팔과 이두근을 구부려서 근육의 힘이 느껴질 때까지 유지하라. 그러고 나서 팔 근육과 흉근을 수축한 상태에서 손바닥을 대고 밀면서 그 느낌을 좀 더 오래 유지하라.

② 서서 무릎을 약간 굽혀라. 허벅지와 볼기근을 구부리고 유지하라. 약간 까치발을 하고 선 상태에서 동작을 반복하라.

등척성 운동을 하면 단지 근육을 수축하기만 해도 몸 전체에 치유의 혈류가 증가한다.

밖에 나가서 놀아라

엄마가 어렸을 때 하던 말을 기억하는가? "밖에 나가서 놀아라." 이 단순한 '약'은 암 치유를 도와줄 수 있다.

[빌 박사의 말] 나는 종종 다음과 같은 질문으로 암 진료를 시작한다. "매일 몇 분이나 자연에서 움직이면서 시간을 보내세요?" 자연 치료 약물의 복용량이 많을수록, 치유 확률이 높아진다.

삼림욕의 장점 일본에서 열린 의학 및 육아 콘퍼런스에서 빌 박사가 정신적으로 힘들고 길었던 강의를 마친 후, 주최자가 말했다. "박사님과 사모님을 모시고 '신린요쿠'를 하러 가겠습니다." 우리는 이게 일본 술이라고 생각했는데, 한 시간 동안 '삼림욕'을 즐기기 위해 사키니시 씨가 자신의 '행복한 장소'인 소나무 숲으로 우리를 데려다주었을 때 깜짝 놀랐다. 삼림욕을 즐기고 나서 우리는 깊은 정신적, 육체적 평안을 느꼈다.

일본의과대학(Nippon Medical School) 일본삼림의학회(Japanese Society of Forest Medicine) 연구원들은 삼림욕의 생리학적인 효과를 연구하기 위해, 참가자들에게 센서를 부착해 숲속에서 걷는 동안 두뇌에 어떠한 변화가 생기는지를 측정했다. 참가자들은 삼림욕 전후에 혈액과 타액도 여러 번 측정했다. 연구원들은 스트레스 호르몬이 감소하고, 행복 호르몬이 증가하고, 심박수와 혈압이 건강해진 것을 발견했다. 주목할 것은, NK세포(암 정복 군대의 특수 부대) 수치가 증가한 것이다. 삼림욕을 한 사람들에게서 퍼포린이라고 하는 NK세포가 암세포에 발사하는 암 퇴치 총알의 혈중 농도가 증가한 것도 발견했다. 와! 대단하지 않은가?

연구에 따르면 삼림욕을 단 하루만 해도 NK세포의 싸움 능력을 1주일 동안 증가시킬 수 있다. 간단히 말해 자연에서 보내는 시간은 몸과 마음의 균형을 잡도록 도와주고, 균형 잡힌 몸과 마음은 치유를 도와준다.

야외 활동의 치유 효과

- 스트레스를 낮춰준다.
- 고통을 줄여준다.
- 염증을 줄여준다.
- 전반적으로 웰빙을 향상시킨다.

- 우울감을 없애준다.
- 불안감을 낮춰준다.
- NK세포의 수와 싸움 능력을 증가시킨다.

[빌 박사의 비타민 G 이야기] 첫 번째 암 투병 때, 내가 한 일과 내가 느낀 것 사이의 상관관계를 자세히 기록했다. 대부분 시간을 자연광과 푸른 나무 주위에서 보내는 것(움직이거나 운동하는 시간 대부분을 야외에서 보내는 건 더 좋다)은 특히 화학요법과 방사선의 부작용에 대처할 때, 육체적·감정적으로 기분이 훨씬 좋아지게 했다. '녹색공간'에 둘러싸일수록(비타민 G 복용량이 많을수록) 더 잘 치유되었다.

"과학적으로 입증해 봐"라고 하는 의사로서의 사고방식과 내 내면의 "왜"라는 생각 끝에 일본 신경과 전문의이자 하버드 의학전문대학원에서 의학을 가르치고, 『자연 몰입』 저자이자 의사인 에바 셀허브(Eva Selhub)와 상담을 했다. 셀허브 박사는 내가 자연 속에서 움직이고 싶어 하는 것을 이렇게 정리했다. "자연 속에서 움직이는 건 운동의 제곱이에요!"

녹색 공간에서 움직이는 것은 녹색 평화를 촉진한다 치유하는 '공기 중의 어떤 것'은 휘발성 오일(식물이 자신의 건강을 보호하기 위해서 만드는 약)이라고 하는 자연 증기다. 이 휘발성 오일은 세로토닌을 증가시키는 것 이외에 뇌의 진정 화학물질인 감마아미노뷰티르산(GABA)의 생성도 증가시킨다고 알려져 있다. 부정적인 생각에 사로잡히는 것에서 오는 정신적인 스트레스는 운동의 건강 효과를 부분적으로 방해할 수 있고, 밖에 있을 때는 긍정적이고 평화로운 생각이 부정적인 생각을 가릴 가능성이 크다. 이 때문에 자연에서의 운동이 '마음을 위한 약'이라고 불리는지도 모르겠다.

한 연구에 따르면 일본 연구원들이 사이프러스 나무에서 얻은 기화된 휘발성 오일을 참가자들이 있는 방에 뿌렸을 때, 이 치유 공기를 마시지 않은 날에 비해 마신 날에 참가자들의 스트레스 호르몬이 낮아졌다. 그리고 NK세포 활성도가 높아졌다.

집에서 녹색 공간 디자인하기

건강 상태나 환경 조건 때문에 매일 숲속이나 공원에 가서 힘차게 걸을 수 없다고 해보자. 약간의 독창성을 발휘하면 당신만의 녹색 공간을 실내에 똑같이 가져다 놓을 수 있다. 자연에서의 움직임이 치유를 가져다주는데, 그저 자연에 있거나 자연 근처에 있는 것도 2가지 이유로 치유를 가져다줄 수 있다. 당신이 보는 것과 당신이 맡는 냄새다. 눈은 두뇌의 창이고 두뇌는 면역 체계의 사령관이기 때문에, 눈에 보기 좋은 것은 두뇌와 면역체계에도 좋은 것이다. 당신만의 녹색 공간을 위해 방, 특히 사무실과 침실을 만들기 위해 주변의 관엽 식물 전문가와 상담하는 것도 좋은 방법이다.

의사 빌의 처방: 녹색 공간에서 심호흡하라.

암 치유 파트너, 비타민 G와 비타민 D

혈중 비타민 D 수치가 높은 사람은 다음과 같다.

- 면역체계가 더 건강하다.
- 유방암에 걸릴 위험이 낮고, 유방암으로부터 더 잘 회복된다.

자연에서 몸을 움직이면서 만드는 약(녹색 공간, 혹은 비타민 G)과 햇빛의 도움을 받아 몸이 만드는 비타민 D는 건강 파트너이다.

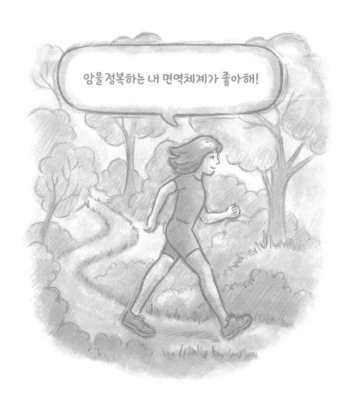

암을 정복하는 내 면역체계가 좋아해!

우리의 암 정복 계획을 간단하게 한 문장으로 요약하면, 다음과 같다.

> 나을 거라고 믿어라.
>
> 과일, 채소, 해산물을 더 많이 섭취하라.
>
> 밖에 나가서 놀아라.

이번 6장에서는 전신 건강에 관한 중요한 교훈을 배웠다. 혈액이 잘 흐를수록 더 건강하다. 7장에서도 이 자기 관리 주제를 계속 다루면서 다음을 덧붙인다. 평화로운 생각을 더 많이 할수록, 암 치유 군대가 더 잘 자란다. 계속 읽어보자!

제 7 장

마음을 다스려라

암을 이겨낸 친구에게 투병하는 동안 침착하고 평화롭게 지낸 방법에 대해 물었다. 그러자 친구가 웃으면서 말했다. "나는 나 자신의 최고 감정 조절자야."

암은 질병이다. 스트레스 관리(또는 우리가 선호하는 용어인 '마음 다스리기')는 당신에게 평안을 가져다준다. 암을 더 잘 다루는 사람들의 한 가지 특징은 마음 다스리기 전략을 배운다는 것이다. 이것은 그들이 덜 두려워하고 삶의 의미와 목적을 찾는 데 더 집중하도록 도와준다. 또한 그들이 나을 것이라고 더 깊이 믿는다(1장과 2장의 '믿음 효과' 관련 부분 참조).

'스트레스가 암을 유발한다'라고 생각하지 않았으면 좋겠다. 그것을 뒷받침하는 과학적 근거는 거의 없기 때문이다. 그러나 스트레스가 치유를 방해할 수 있다는 과학적 근거는 있다. 그렇기 때문에 우리가 이 책을 암 정복 사고방식과 믿음 효과로 시작하는 것은 매우 중요하다.

사실 대부분 사람들에게 "스트레스받지 말아라"라는 충고는 실현 불가능하다. 생물학적으로도 맞지 않는 말이다. "스트레스 균형을 유지하라"가 더 나은 충고다. 정신종양학이라고 하는 새로운 분야는 오래 지속되고 해결되지 않은 스트레스가 어떻게 암에 걸릴 위험을 증가시킬 수 있고 암 치유 가능성을 감소시킬 수 있는지 밝혀내고 있다.

건강한 세포가 암으로 변하는 2가지 주된 이유는 ① 세포가 살아가는 조직 환경(우리가 2장에서 설명했듯이 세포가 자라는 정원 또는 당신의 생활 방식, 운동, 태도, 영양분 섭취)이 건강하지 않고, ② 새로운 암세포가 자라고 퍼지기 전에 암세포를 죽이기에 당신의 암 정복 군대가 너무 약해졌기 때문이다. 이번 장에서 살펴보겠지만, 오래 지속되고 해결되지 않은 스트레스는 2가지 모두 영향을 준다.

마음을 다스리고, 암을 다스려라

마음을 잘 다스리는 사람은 다음과 같다.

- 더 긍정적으로 된다(긍정은 장수를 가져다준다).
- 어수선한 마음이 덜 생겨 암 정복 프로그램을 계속할 수 있다.
- 더 잘 잔다(8장 참조).
- 더 똑똑한 암 정복 군대를 가진다.
- 더 적은 혈당 스파이크(최고의 암 비료)를 겪는다.

- 화학요법의 역효과를 더 잘 조절한다.
- 암에 맞서 싸우기 위해 건강에 관해 더 현명한 결정을 내린다.

최고의 암 과학자들에게 암을 이기는 최고의 팁이 무엇이라고 생각하는지(그리고 과학적인지) 투표해달라고 요청했다고 상상해보자. 1위는 '마음을 다스리고 암을 다스려라'다.

[마사의 마음 변화] 나의 암 치료 팀이 내가 전혀 쓸모없는 생각과 걱정(예를 들어 "더 빨리 알았어야 해")을 떨쳐버릴 수 있도록 어떻게 도와줬는지 아주 잘 기억한다. 내 종양 전문의는 내 생각의 틀을 바꿔서 "○○면 좋을 텐데"와 "만약"이라는 내면의 생각을 버리게 했다. 그로 인해 나는 더 나은 시각에서 모든 것을 보고, 지금 이곳에 집중하고, 앞으로 나아갈 수 있게 되었다. 심지어 다른 전문의들에게도 비슷한 도움을 받았다.

마음을 다스리는 게 암 치유에 도움이 되는 이유

스트레스는 암세포의 비료다

다시 호르몬 이야기다! 스트레스 호르몬(큰 호르몬인 코르티솔)은 혈당 스파이크를 증가시킨다. 다음을 명심하라.

스트레스는 혈당을 증가시킨다. 당은 암에 영양분을 공급해준다.

마음을 다스리면 항암 군대가 강해진다

스트레스 호르몬 수치가 높게 지속되면 암 정복 군대(특히 NK세포)의 싸움 능력이 엄청나게 감소할 수 있다. 스트레스 관리와 관련해 흥미로운 건 NK세포에 스트레스 호르몬 수용체가 있다는 것이었다. 걱정하는 생각은 전기화학 진동을 만들어내고, 그러면 NK세포에 있는 수용체 '문'이 이 진동을 감지한다. 이러한 부정적인 느낌은 NK세포에 '스트레스를 주고', 이로 인해 NK세포의 암세포 퇴치 능력이 약해진다.

[감정의 분자: 암 예방과 암 유발] 신경과학자 캔더스 퍼트 박사는 적정량의 노르에피네프린과 코르티솔 같은 몇몇 주요 스트레스 호르몬은 빠르고 창의적인 사고를 증가시킨다는 것을 발견했다. 이것은 당신의 암 치료 계획에서 당신이 현명한 결정을 내리도록 도와줄 것이다. 퍼트 박사는 이러한 세포에 영향을 주는 요인을 '감정의 분자'라고 부른다. 적절한 양과 적절한 때의 감정 분자는 건강한 세포가 암으로 변하는 것을 막아주고, 이미 변한 암세포가 자라는 것을 막는 데 도움이 될 수 있다. 하지만 스트레스 호르몬이 오랫동안 수치가 너무 높으면, 당신이 암으로부터 치유되는 데 방해할 수도 있다.

긍정적인 태도는 NK세포를 똑똑하게 만든다 위스콘신대학교 매디슨에 있는 건강한 마음 센터(Center for Healthy Minds) 리처드 데이비드슨 박사의 흥미로운 연구가 있다. 이 연구에 따르면 낙관주의자들은 2가지 암 치유 특권이 있다. 순환 NK세포 수치가 더 높고, NK세포가 스트레스에 의해 덜 손상된다는 점이었다.

스트레스는 잠을 방해한다

낮에 스트레스를 받은 많은 사람은 밤에 잠을 잘 자지 못하고, 질이 낮은 수면은 2가지 방식으로 암 치유에 해를 끼칠 수 있다. 첫째, 질이 낮은 수면은 "적게 먹어" 호르몬인 렙틴 수치를 감소시키고, "더 먹어" 호르몬인 그렐린 수치를 증가시켜 다음 날 호르몬 불균형을 유발한다. 특히 "더 먹어" 자극이 암에 비료를 주는 가짜 음식을 더 먹는 걸 의미한다면, 이는 과도한 체지방을 만드는 레시피가 된다. 우리가 앞에서 배운 것처럼, 과도한 체지방 그 자체가 암의 비료가 될 수 있다. 둘째, 질 낮은 수면은 당신 몸속에 순환하고 있는 스트레스 호르몬 수치를 밤에도, 그리고 다음 날에도 증가시킬 수 있다.

또한 수면 호르몬인 멜라토닌은 그 자체가 천연 항암 항산화물질이다. 질 낮은 수면은 더 적은 멜라토닌을 의미한다(8장 참조).

스트레스는 부신의 피로를 유발한다

많은 스트레스 호르몬이 내분비 기관인 부신에서 생성된다. 당신이 항상 긴장하며 마음을 졸이면 당신의 부신은 끊임없이 이러한 호르몬들을 만들어내느라 지나치게 과도한 일을 한다. 그러면 부신이 지칠 수 있다. 이로 인해 부신 피로라고 하는 것이 발생하는데, 자가 치유를 위한 당신의 에너지와 욕구를 고갈시켜 암 치유를 더 방해할 수 있다. 이러한 높은 스트레스 호르몬에 의한 연쇄적인 반응은 갑상샘 호르몬 생성도 감소시켜 당신을 더 피곤하게 만들 수 있다.

암 환자들은 이미 절망감, 무력감과 싸우고 있다. 당신의 부신을 지치게 하는 데 에너지를 낭비하지 말아라. 그 에너지를 아껴 당신의 마음을 치유에 집중하는 데 써라.

피해자가 되지 말라 마사가 유방암 종양 팀에게 받은 작은 책자를 훑어

보고 있을 때 이 문구가 눈에 들어왔다. "피해자가 되지 말라"는 문구만으로도 그 생각의 길을 피하는 데 도움이 되었고, 심지어 수술받기 전 치료를 시작할 그때 중요한 방향을 제시해주었다.

기분이 좋을 때, 더 잘 치유된다!

암 치유는 몸 전체의 치유다. 당연히 뇌와 면역체계가 가장 중요한 암 퇴치자지만, 다른 모든 호르몬 생성 기관들도 역할이 있다. 암을 치유하는 신체는, '호르몬의 조화'가 이루어지는 신체다.

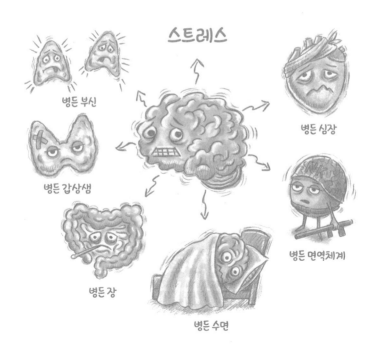

스트레스

병든 부신

병든 갑상샘

병든 장

병든 수면

병든 심장

병든 면역체계

최고의 암 정복 스트레스 관리 도구

해로운 생각을 행복한 생각으로 바꿔라

해로운 생각을 버려라! 재고 조사를 해서 당신의 걱정 중추를 자라게 하는 사람, 장소, 생각을 모두 제거하라. 암에서 치유되고 있는 사람의 뇌에는 큰 행복 중추와 큰 해로운 생각 쓰레기통이 필요하다.

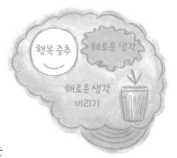

스스로 치유를 위해 무엇을 할 수 있는지(당신이 통제할 수 있는 것) 생각하기 위해 에너지를 아껴라. 당신이 통제할 수 없는 걸 걱정하는 데 에너지를 낭비하지 말아라!

주문은 마음의 균형을 유지한다 우리에게 '주문'은 '마음 자극'이라는 의미다. 암 정복 자극으로 당신의 마음을 채워라. 암 정복 자극은 짧은 표어를 되새기는 것이다. 어떠한 장면, 노래, 또는 사건을 마음속에서 계속 재생시켜 마음을 고요하게 만들고 당신을 평화로운 상태로 만드는 것이다. 핸드폰을 볼 때마다 배경화면이 당신을 웃음 짓게 만드는 것과 같은 방식으로, 이러한 주문이 당신의 새로운 암 정복 마음에 주는 효과를 머릿속에 그려보라.

마음을 부드럽게 하는 음악을 즐겨라

'건강한 마음'이라는 문구에는 과학적 근거가 있다. 빌 박사가 암 투병을 할 당시, 그의 마음을 암과 몸의 불편함으로부터 멀어지게 하는 재미있는

'치료' 중 하나가 음악, 특히 신나는 기억을 떠올리게 하는 멜로디를 듣는 것이라는 사실을 깨달았다고 한다. 빌은 이것이 단지 자신의 상상인지, 아니면 이것을 뒷받침하는 과학적 근거가 있는지 궁금해졌다.

캘리포니아 샌디에이고에 있는 샤프 카브릴로 병원(Sharp Cabrillo Hospital) 전 신경과 서비스 의료 책임자 데이비드 사이먼(David Simon) 박사에 따르면, 치유 음악의 생리학적인 효과를 측정할 수 있다. 종교 음악 같은 종류의 음악은 내생성 아편제라는 자연적으로 발생하는 약을 만든다. 내생성 아편제는 몸 안에서 진통제와 치료제, 2가지 역할을 한다. 음악은 치유 중 고통을 줄여줄 수 있어 진통제를 덜 필요로 한다. 또한 음악 명상은 심리학자들이 부정적 생각이라고 부르는 해로운 생각을 마음에서 없애고, 대뇌에 치유 감정과 생각을 위한 공간을 더 많이 만든다.

이외에도 많다! 과학적으로 음악은 다음과 같은 도움을 준다.

- 심박수와 호흡수의 균형을 맞춘다.
- 불안감을 감소시키고 기분을 부드럽게 해준다.
- 혈압을 낮춘다.
- 면역체계 중재자인 인터류킨-1(IL-1)을 증가시킨다.
- 스트레스 호르몬인 코르티솔을 낮춘다.
- 수술 대기 중인 환자들에게 더 좋은 질의 수면을 제공한다.

[빌 박사의 말] 내가 대장암 수술 후 병원에서 회복하는 동안 마사는 슈트라우스 왈츠를 틀어놓았고, 나는 머릿속에서 우리가 춤을 추는 장면을 떠올렸다. 나 또한 수술실에서 음악이 치유 능력을 발휘하는 것을 본 적이 있다. 내가 수술 보조를 하던 시절, 배경음악이 흘러나올 때 외과 전문의부터 의식 없는 환자까지 모두가 굉장히 차분해지는

걸 목격하기까지 했다(연구에 따르면 마취 중에도 뇌의 청각 중추는 여전히 음악을 듣는다).

뉴로펩티드에게 친절히 대하라 생화학 문자메시지를 가지고 몸 전체를 순환하는 '감정의 분자,' 혹은 뇌 화학물질을 기억하는가? 장벽 세포에는 이러한 화학물질 수용체가 많은데, 이 수용체는 음악의 파장에 쉽게 영향을 받는다(음악이 암 치유 때 마음의 균형을 잡는 걸 도와주는 또 다른 방법이다).

수술 전에 음악을 골라라

"음악은 기분이 좋아지고 잘 치유하도록 도와준다"라는 우리의 주제에 따라, 수술하러 병원에 가기 전에 당신이 가장 좋아하는 차분한 음악을 고를 것을 권한다. 수술 바로 전까지, 또 회복하는 동안 병실에 그 노래를 틀어놓아라.

자연 치료를 즐겨라

움직임, 자연, 특히 자연에서의 움직임이 암 정복 마음을 위한 약이 되는 방법에 관해서는 6장을 참조하라.

심호흡으로 암을 물리쳐라

스트레를 많이 받을 때 흔히 "심호흡하라"고 한다(어렸을 때 들었을지도 모르겠다). 관련 연구를 찾아보니, 적어도 이론적으로는 심호흡이 암 스트레스도 진정시킬 수 있다는 걸 발견했다.

충분히 깊게 숨을 쉬지 않는다는 건 폐 아랫부분이 열리지 않는다는 의미고, 이는 이론적으로 혈중 산소 농도가 떨어진다는 것을 의미한다. 뇌가 충분한 산소를 받지 못한다고 감지하면, 뇌는 스트레스를 받는다. 뇌는 부신에 메시지를 보내고, 부신은 스트레스 호르몬을 내보내 심박수와 혈압을 증가시켜 산소가 포함된 혈액이 몸에 더 많이 공급되도록 한다.

잠시 멈춰서서 천천히 부드럽게 심호흡을 몇 번 하면, 폐가 확장되어 혈액에 산소를 더 잘 공급하게 된다. 그러면 심박수와 혈압은 감소한다. 몸의 스트레스 호르몬 수치는 정상으로 돌아간다.

주기적으로 심호흡하는 것이 진짜 중요하다고 생각하게 된 것은, 암세포가 산소가 부족한 환경에서 잘 자라기 때문이다. 우리 몸이 산소가 부족한 환경에 처하는 것은 우리가 가장 원하지 않는 것이다.

[빌 박사의 말] 가까운 친구가 한 명 있는데, 그 친구는 얕고 빠른 숨을 쉬고, 항상 긴장되고 불안해 보였다. 이 상관관계는 의미가 있다. 산소 농도가 낮다는 것은 스트레스 호르몬이 매우 높다는 뜻이기 때문이다.

영적인 믿음이 암 치유를 돕는다

"사람들은 기분이 좋아지고 싶고 하나님을 느끼고 싶어 한다"는 우리가 가장 좋아하는 인용문이자, 신경과학자 캔더스 퍼트 박사의 말이다.

종양 전문의들은 환자의 영적인 믿음이 깊을수록 더 잘 치유된다는 걸 발견했고, 과학적 연구들이 이를 뒷받침해준다. 암 정복 마음을 가진다는 것은 치유에 더 많은 대뇌 영역을 할애한다는 뜻이다. 이렇듯 또 다른 치유 도구는 각자의 종교가 무엇이든 신의 영역을 키우는 것이다.

신경신학(neurotheology) 과학은 더 높은 힘에 대한 믿음에 관심, 기도, 명상을 더 자주 깊이 몰두할수록 희망, 건강, 암 정복 중추가 더 커진다는 것을 발견했다. 신경과학자들은 아직 이것이 어떻게 일어나는지 제대로 밝혀내지 못했지만, 뇌에 있는 하나님(혹은 당신이 믿는 신) 영역에서 암 정복 군대에 생화학 메시지를 보내 암 정복 군대가 당신을 위해 더 똑똑하게 일하도록 만든다고 생각한다. 이러한 효과는 "우리가 너를 위해 기도하고 있어!"가 암에 걸린 사람에게 친구가 보낼 수 있는 가장 좋은 메시지인 이유를 설명해준다.

암에 걸린 사람에게 영적 수행이 치유에 어떻게 도움이 되는지 물으면 일반적으로 다음과 같이 대답한다.

"절망적이거나 무기력하다고 느끼지 않아!"
"암에 대한 걱정을 더 잘 다룰 수 있어!"
"하나님(혹은 당신이 믿는 신)께서 내 마음속으로 들어오시게 할 때, 더 좋은 결정을 내리게 돼."
"모든 걸 내려놓고 하나님께 맡겨!"

영적인 성장은 정신적·육체적 건강과 함께 암을 정복하기 위한 '건강 프로그램'의 한 부분을 차지할 만하다. 기도하는 마음을 되새기면 스트레스가 들어오는 마음의 창문을 닫도록 해주고 평안, 희망, 사랑의 창문을 열어준다.

스트레스가 암을 '유발'했을 가능성은 거의 없다. 하지만 오래 지속되고 풀리지 않은 스트레스는 분명 치유를 방해할 수 있다. 그렇게 놔두지 말아라! 마음 다스리기 속성 강의는 암 치유를 도와줄 뿐만 아니라 더 건강하고 행복한 삶을 살기 위한 당신의 '새로운 일상'으로 이어질 것이다.

암과 싸우는 동안 많은 일들이 일어난다. 아주 많은 암 요인들(식품과 공기 중의 유해 물질 같은)이 당신의 완전한 통제하에 있지 않다. 하지만 최고의 암 정복 도구 한 가지는 당신의 통제하에 있다. 어떤 생각이 마음의 공간을 차지하게 하느냐다. 이 중요한 사실은 우리가 이 책을 암 정복 마음가짐을 만드는 방법으로 시작한 이유고, 7장에 마음을 다스리는 두 번째 방법을 적어 놓은 이유다.

제 8 장

······················

잠으로 암을 물리쳐라

잠을 잘 자는 환자가 암이 더 잘 치유된다.

치유하는 동안에 두려움의 요인, 암의 고통, 일부 암 치료의 역효과가 건강한 숙면을 방해할 수 있다. 바로 당신이 원하지 않는 그것 말이다. 왜 그럴까? 당신이 잠을 자는 동안에 면역체계 군대는 몸속에 숨어 있는 암세포를 약화시키고, 그 배신자들을 없애려고 더 똑똑하게 일한다. 하지만 잠이 중요한 이유는 이뿐만이 아니다. 당신이 양질의 수면을 취하는 동안, 당신의 암 정복 도구 상자가 열린다.

잠이 치유가 되는 이유는 무엇일까? 다음 도표를 보자.

질 좋은 수면	질 나쁜 수면
• 높은 혈당 스파이크를 없애준다.	• 혈당을 증가시킨다.
• 과도한 복부 지방을 감소시킨다.	• 과도한 복부 지방을 증가시킨다.
• 스트레스 호르몬 수치 균형을 맞춰준다.	• 스트레스 호르몬 수치를 증가시킨다.
• 더 많은 멜라토닌을 생성한다.	• 더 적은 멜라토닌을 생성한다.
• 천연 항우울제를 방출한다.	• 우울증 증가로 이어질 수 있다.
• 화학요법의 역효과를 줄일 수 있다.	• 화학요법의 역효과를 증가시킬 수 있다.
• 몸속에 있는 암을 퇴치하는 군대를 강화시킨다.	• 암을 퇴치하는 군대를 약화시킨다.
• 생존율을 증가시킨다.	• 생존율을 감소시킨다.

질 나쁜 수면과 암 사이의 연관성을 시사하는 초기 위험 신호 중 하나는 야간 교대 근무자의 암 발병률이다. 특히 유방암의 발병률이 훨씬 높다는 결과가 나왔다. 연구원들은 이러한 현상에 숨겨진 이유를 탐구했는데, 수면 부족이 2가지 방식으로 치유를 방해한다는 사실을 발견했다. 수면 부족은 NK세포의 암 퇴치 능력을 감소시키고, 당신 몸에서 생성되는 최고의 암 정복 약인 멜라토닌 수치를 감소시킨다.

면역체계는 잠을 좋아한다 더 깊이 오래 잠이 들수록, 당신이 만들어내는 암 퇴치 NK세포의 양과 질이 좋아진다. 이것을 면역체계 야근 교대 근무 팀이 집 청소를 위해 도착하는 것으로 생각해보라. NK세포가 많을수록 당신은 더 강해지고 암을 이겨내기도 쉽다.

질 좋은 수면은 당신만의 항암제를 만든다 뇌의 천연 수면제인 멜라토닌은 몸이 만들 수 있는 가장 강력한 항산화물질과 항암제 중 하나다. 멜라토닌은 종양유전자의 스위치가 꺼지게 만들고, 암 조직에 혈액 공급을 줄이며, 면역체계 군대에 있는 암 퇴치 세포가 당신을 위해 더 잘 싸우게 도와준다. 연구에 따르면 화학요법과 함께 멜라토닌을 복용하면 암 치유를 향상시키고 화학요법의 역효과를 줄이는 데 도움을 줄 수 있다.

더 잘 자고, 몸의 균형을 잡아라 암은 몸이 균형을 잃으면 발생하고, 몸이 균형을 잃게 되는 경우는 몸이 처리할 수 있는 것보다 더 많은 발암물질이 쌓였을 때다. 질 좋은 수면은 이 균형을 회복하도록 도와준다.

우리 몸, 특히 뇌에는 '글림프 시스템'이라고 불리는 쓰레기 처리 시스템이 있다. 평화로운 잠에 빠져들 때, 뇌의 천연 쓰레기 수집가인 아교세포는 일할 준비가 되었다. 아교세포는 아주 작은 쓰레기차처럼 노폐물을 줍는다. 더 놀라운 것은 뇌 속을 흐르는 액체의 강인 림프계(면역체계의 일부)가 질 좋은 수면을 취할 때 넓어진다는 것이다. 잠을 잘 때 더 많은 쓰레기차를 이용할 수 있고, 쓰레기를 버릴 수 있는 넓은 강이 생기는 것이다.

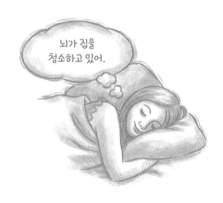

뇌가 집을
청소하고 있어.

더 잘 자고 더 잘 나을 수 있게 해야 할 일

더 나은 침실

질 좋은 수면이 어떻게 암을 치유하는지 더 많이 알게 되면서, 우리는 침실을 암을 치유하는 수면 안식처로 업그레이드했다. 집에서 가장 많은 암 치유 시간을 보내는 곳은 침실이다. 숙면을 위해 당신만의 수면 안식처를 디자인하는 방법은 다음과 같다.

- 날씨가 괜찮다면 침대를 열린 창문으로 들어오는 신선한 공기 가까이 두어라.
- 침실의 온도를 15~21℃가 되게 하라.
- 매일 밤 침실로 들어가기 전에 생각을 정리하라. 전날이나 다음 날에 대한 걱정스러운 생각을 마음에서 떠나보내라.
- 뇌가 "오… 좋아!"라고 말하게 만드는 사진이나 그림을 침실 방문 쪽에 장식하고 문에 사진 몇 개와 사랑의 메모를 붙여놓아라(마샤는 빌 박사의 컬렉션을 '애정'이라고 부른다).
- 취침 최소 1시간 전에는 핸드폰, 아이패드, 컴퓨터를 침실에서 치우고, 최소 30분 전에는 침실 조명을 어둡게 하라.

[빌의 수면 이야기] 백혈병 투병 때, 내가 하루 종일 "나 피곤해"를 입버릇처럼 말한다는 걸 깨달았다. 인간은 모든 것을 복용하는 약의 탓으로 돌리는 특성이 있으니, 처음에는 화학요법의 역효과라고 생각했다. 하지만 무언가가 이러한 생각이 내 내면의 지혜에서 나온 거라고 말했다. 내 몸이 "빌, 너 백혈병을 앓고 있어. 좀 쉬어!"라고 말하고 있었다.

암에 걸리기 전 평소 자던 시간보다 한 시간 이른 9시쯤, 마치 몸이 잠을 자라고 명령을 내리는 것처럼 생화학적인 잔소리를 느꼈다. 그 명령에 따라 내 현명한 몸이 하라는 대로 잠을 잤을 때, 더 잘 잤다. 하고 있던 일을 끝내려고, 이메일을 한 번 더 체크하려고, 아니면 파티에 더 오래 있으려고 멍청하게 그 명령을 따르지 않았을 때는, 그날 밤 잠을 잘 자지 못했다.

내가 경험했던 것을 연구하면서 이러한 내면의 생각을 일컫는 용어가 있다는 걸 알게 되었다. 신경과학자들은 이것을 '수면 압력'이라고 부른다. 이 내면의 생각에 최대한 귀를 기울여라!

3년 후, 이제는 내면의 생각을 잘 따른다. "일찍 자고 일찍 일어나는 것이 암을 소멸시킨다."

내면의 잠 명령에 주의를 기울여라

내면의 생각이 "잠을 잘 시간이야!"라고 말하는 당신만의 '잔소리 시간'을 기록하라. 가능한 한 자주 내면의 잔소리가 있을 때 잠자리에 드는 걸 목표로 하라. 예를 들어 잠 명령이 주로 오후 9시 30분에서 10시에 발생한다면, 오후 9시에 잠자리에 들 준비를 시작하도록 하라.

수면 전문가와 상담하라

질 좋은 수면과 암을 치유하는 것의 관계를 생각하면, 수면 전문가를 만나는 걸 주저할 이유가 없다(더 건강한 잠에 관한 내용은 『건강한 뇌 책[The Healthy Brain Book]』[한국어판 미발매]을 참조하라).

누가 암에 더 많이 걸리고, 더 적게 걸리는지 과학적으로 조사할 때, '좋은 목록'과 '나쁜 목록'이 자주 나온다. 암에 더 적게 걸리거나 더 많이 걸리거나, 이제 선택은 당신의 몫이다! 다음 도표를 확인하라.

좋은 목록	나쁜 목록
· 식물성 식품을 더 많이 먹고 동물성 식품을 더 적게 먹는다	· 동물성 식품을 더 많이 먹고 식물성 식품을 더 적게 먹는다
· 습관적으로 운동한다	· 너무 많이 앉아 있는다
· 허리가 날씬하고 체지방이 적다	· 과체중이거나 비만이다
· 더 많이 명상하고 덜 긴장한다	· 걱정을 너무 많이 한다
· 흡연하지 않는다	· 흡연을 한다
· 술을 덜 마신다	· 술을 과하게 마신다

제 9 장

더 깨끗하게 살면 암에 덜 걸린다

많은 사람들이 독소가 가득한 세상에 산다. 독소는 암을 자라게 하는 식품이다.

많은 암은 신체의 쓰레기 처리 체계(면역체계)가 감당할 수 있는 것보다 더 많은 환경 독소나 발암물질과 같은 '쓰레기'에 신체가 노출되면서 발생한다. 나쁜 것들이 좋은 것들을 짓누르면 암에 걸리는 것이다!

해결책이 뭐냐고? 깨끗하게 살아라! 암에 덜 걸리려면, 면역체계를 강화하는 것 외에도 독소에 노출되는 것을 최소화하라.

호르몬을 방해하지 말아라! 의학에서는 많은 환경 독소를 '내분비 교란 물질'이라고 한다. 앞에서 배웠듯이, 일반적으로 보호하는 면역체계가 호르몬 부조화 또는 불균형을 경험할 때 암이 발생한다.

살충제를 제거하라 우리가 먹는 식품이나 숨 쉬는 공기에 있는 가장 흔한 발암물질 중 하나인 살충제(잔류성 유기 오염물질이라고도 함)는 체지방에 축적된다고도 알려져 있다(몸매를 날씬하게 유지해야 할 또 다른 이유다). 곰곰이 생각해 보면, 유방은 원래 지방이다. 그래서 살충제가 유방암의 큰 요인인 걸 수도 있다.

미국에 뿌려졌다

'미국에 뿌려졌다'라고 하는 것에 관해 연구하려는 우리의 열정은 빌 박사의 백혈병, 특히 마사의 유방암과 함께 시작되었다. 우리가 숨 쉬는 공기와 먹는 식품을 통해 몸속으로 들어오는 많은 살충제가 발암물질이며, 그 살충제로 인한 문제는 장에서 시작된다는 걸 알게 되었다.

먼저, 밀과 같은 곡물에 있는 벌레를 죽이기 위해 뿌려지는 살충제가 당신의 장 속에 있는 좋은 벌레도 죽일 수 있다. 당신의 마이크로바이옴에 살충제를 뿌리지 말아라(마이크로바이옴에 대한 자세한 내용은 1장을 참조하라)! 그런데 살충제가 줄 수 있는 피해는 단지 그뿐만이 아니다. 식품 안에 있는 살충제와 화학 비료가 장으로 들어가서 장 세포 사이에 있는 밀착연접을 손상시킬 수 있다. 이로 인해 장의 보호 내벽에 틈이 생기고, 독성 화학 물질이 혈액으로 흘러 들어가 몸 전체로 퍼져서 세포가 암으로 변하게 만들 수 있다. 살충제는 뇌의 보호 내막인 혈액뇌장벽도 손상시켜서 뇌 속으로 흐를 수 있다. 그리고 몇몇 발암물질은 반감기가 길다. 반감기란 독소가 몸속에 수년 동안 남아 있을 수 있는 능력을 뜻한다.

화학 살충제와 비료는 장 내벽의 염증도 유발한다. 항염증제로 치료할 수 있지만, 이러한 약을 너무 많이 사용하는 것도 장의 연접을 손상시켜 장 누수를 유발할 수 있다. 이 나쁜 순환 과정은 계속 반복된다. 누수가 심해져 약을 더 많이 사용하게 되면, 누수는 더더욱 심해진다. 이제 누수를 멈출 때가 되었다.

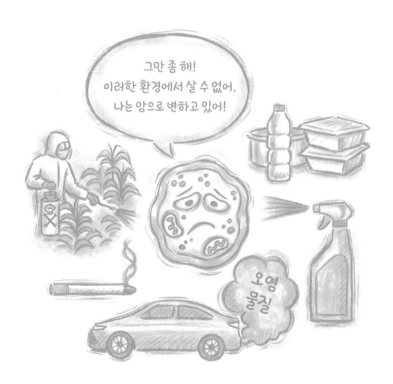

더 깨끗한 삶을 위한 계획

우리의 암 정복 도구 중 깨끗하게 사는 것이 가장 어렵다. 우리는 오염된 세상에서 살고 있고, 환경 독소에 노출되는 것은 완전히 통제할 수 없기 때문이다. 하지만 다음의 제안들이 도움이 될 수 있다.

1. 당신의 못된 목록을 알라

발암물질이 몸 안으로 들어가는 것을 막기 위한 첫 번째 단계는, 매일매일 당신 삶 속에 어떠한 독소가 잠재되어 있는지 아는 것이다.

　우리의 식품과 환경에서 찾아볼 수 있는 다음 화학물질은 발암물질로 알려져 있거나 의심되는 성분이다. 제조업체가 자금을 지원하는 내부 연구는 대중에게 공개되지 않기 때문에, 경우에 따라 화학물질 위험성에 대한 정보가 충분하지 않다.

- **방향족 아민**(염색약, 담배 연기, 디젤 배기, 섬유 공장에서 발견된다)
- **비소**(식수에서 발견될 수 있다)
- **벤젠**(배기가스)
- **비스페놀 A 또는 BPA**(플라스틱 통과 식품 용기에서 발견된다)
- **산화에틸렌**(가정용 청소 제품, 화장품, 플라스틱에서 발견된다)
- **난연제**(몇몇 의류에 사용된다)
- **폼알데하이드**(건축 자재에서 발견된다)
- **나이트로사민**(튀긴 베이컨과 가공 육류에서 발견된다)
- **파라벤**(화장품, 면도 로션, 보습제에서 발견된다)
- **테트라클로로에틸렌**(드라이클리닝에 사용된다)
- **과불화화합물 또는 PFCs**(섬유와 식품 포장에 사용된다)

- 살충제와 제초제, 특히 글리포세이트와 아트라진

- 프탈레이트(용제, 비닐, 플라스틱에서 발견된다)

- 폴리염화비닐 또는 PVC(플라스틱, 조리기구, 캔에서 발견된다)

- 라돈(환기가 잘되지 않는 지하실에 존재할 수 있는 가스)

- 트리클로산(치약, 식기 세척 세제, 비누에서 발견된다)

이러한 독소가 함유된 제품을 사지 말고 대체물을 사용하는 게 좋다(원서에서는 참고할 만한 웹사이트로 www.ewg.org와 www.chemicalsafetyfacts.org를 추천하고 있다-옮긴이)

미국에서 만들어지는 암

많은 발암성 제품, 특히 살충제는 슬프게도 미국을 제외하고 전 세계적으로 금지되어 있다. 미국 정부는 거대 농약의 영향에 굴복했고, 우리는 암이라는 대가를 치르고 있다.

누적 칵테일 효과를 생각해보라 화학물질은 동물 실험에서 '안전하다'라고 표시될 수 있지만, 먹는 음식과 생활 속에서 노출되는 수천 가지의 오염물질은 매일 합쳐진다. 암의 증가가 이러한 오염물질에 노출된 것의 증가와 유사한 이유는 놀랍지 않다.

2. 유기농을 선택하라!

유기농과 관련해 다음에 제시된 사항을 생각해보라.

- **유기농 식품을 먹은 아이들이 덜 오염되었다** 연구에 따르면 기존 식단을 먹은 아이들에 비해 유기농 식품을 먹은 아이들의 소변에서 더 적은 수치의 살충제가 검출되었다는 것을 보여주었다. 더 확실한 게 필요한가? 또 다른 연구에 따르면 이전에 기존 식단을 먹고 소변에서 높은 수치의 살충제가 검출된 아이들이, 3일간 유기농 식품만을 섭취한 후에는 살충제가 검출되지 않았다.

- **유기농 식품은 영양가가 더 높을 수 있다** 유럽 연합에서 수행한 QLIF(고질 저투입 식품) 프로젝트라는 연구에 따르면, 유기농 과일과 채소는 최대 40% 더 많은 항산화물질과 철분, 아연과 같은 더 높은 수치의 미네랄을 함유하고 있다. 비타민 C도 유기농 식품에 더 많았다 (유기농으로 재배된 식물성 식품에 더 많은 항산화물질이 함유되어 있다는 건 당연하다. 이러한 식물은 환경적인 스트레스를 더 많이 겪으므로 곤충으로부터 자신을 보호하기 위해 자신만의 '약'을 더 많이 만들어내야 하기 때문이다).

- **유기농 우유가 더 건강하다** 유기농 소에게서 얻은 우유는 최대 90% 더 많은 항산화물질과 더 건강한 '오메가-3 vs 오메가-6' 비율을 함유하고 있다.

- **일반적으로 유기농 식품이 더 맛있다** 유기농 과일과 채소는 대략 21% 더 높은 천연당을 함유하고 있어, 단맛을 더 낼 수 있다. 이는 아마도 비 유기질 비료의 화학물질이 식물 대사를 방해하

기 때문인 것으로 보인다. 이렇듯 비료가 식물 대사를 망가뜨린다면, 우리 몸의 대사 작용도 망가뜨릴 수 있지 않을까?

라벨의 허점을 알라 미국 농무부가 관리하는 유기농 인증 마크 USDA 라벨의 '유기농으로 만들었음'이라고 표기된 제품에는 적게는 70%에 불과한 유기농 성분이 포함될 수 있다. '유기농'이라는 표시는 95% 이상을 의미한다. 그리고 그냥 '유기농'이 아니라 '유기농 인증'이라는 문구를 확인하라. 이는 수확 전 3년 동안 금지된 화학물질이 사용되지 않았다는 것을 보장한다. '천연'이나 '순'이라는 표시는 무의미하며 오해의 소지가 있다(본문에서 다루는 유기농 인증 관련은 미국 기준이며, 한국과 다를 수 있다-옮긴이).

더러운 12가지 식품 일부 식물은 독성 살충제 잔류물을 다른 식물에 비해 더 많이 축적한다. 비영리 단체인 환경워킹그룹(Environmental Working Group, www.ewg.org)의 '더러운 12가지 식품'과 '깨끗한 15가지 식품' 목록을 참고해보면 좋다. 이 목록은 약 5만 번의 실험 결과에 기반한 것이다.

유전자 변형 생물(GMOs)은 어떨까? 정답은 우리도 모른다! 만약 의심된다면 제외하라.

[**빌 박사의 말**] 유기농을 선택하는 게 물론 더 비싸지만, 암도 비싸다!

고기를 먹지 말아라!

대부분의 암 환자는 고기를 적게 먹고 식물성 기반의 식단을 더 많이 섭취한다. 연구에 따르면 육식을 적게 하는 사람은 유방암과 대장암에 걸릴 위험이 더 적다. 암 환자들이 고기를 적게 섭취하기 시작한 것은, 살충제가 체지방에 저장되기 때문이다. 어떤 축산업자들은 동물들의 체지방을 늘리려고 일부러 먹이를 주기도 한다. 그래서 우리는 먹지 않기로 했다! 더 건강하게 고기를 먹으려면, 포장지에 '100% 목초를 먹고 목초지에서 자랐다,' 혹은 '유기농 인증'이라는 문구가 적힌 것을 찾아라.

당신만의 정원을 가꿔라

암 투병을 하면서 우리에게 가장 필요하고 가장 믿을 수 있는 채소를 우리 뒷마당에서 재배해야 한다는 결론을 내렸다. 흙으로 된 정원 이외에도 디즈니월드 에프콧의 식물 연구원들이 개발한 '타워 가든(수직으로 작물을 공중에 매달아 키우는 재배 시스템-옮긴이)'도 있다. 대략 90×90cm의 공간만을 차지하면서 발코니, 테라스, 심지어 실내에도 놓을 수 있고, 비발암성 성분만 비료로 준다. 우리는 케일과 파슬리 한 주먹을 뜯어다가 아침에 스무디

에 넣어 먹고, 맛있는 양상추, 양파, 토마토를 따서 저녁에 샐러
드를 해서 먹는다.

3. 매일 디톡스하라

매일매일 디톡스를? 하지만 현실은 완전히 깨끗하게 사는 게 불가능하다
는 것이다. 하지만 환경 발암물질에 덜 노출되도록 하는 실용적인 방법들
이 있다. 얼마나 깨끗하게 살고 싶은지는 암을 정복하는 것을 얼마나 중요
하게 여기는가에 달려 있다. 우선, 주방부터 시작하라. 유기농, 살충제가 없
는 식품을 섭취하는 것뿐만 아니라 가능한 한 다음과 같이 하라.

- 스티로폼이나 플라스틱 통 대신 유리나 세라믹 용기로 음료를 마셔라.
- 캔에 든 식품 대신 유리 용기에 든 식품이나 냉동식품을 구매하라.
- 플라스틱 도마 사용을 피하고, 스테인리스 스틸이나 무독성 나무 도
  마를 사용하라.
- 테플론 대신 스테인리스 스틸, 세라믹, 또는 무쇠 팬으로 요리하라.
  '눌어붙지 않는' 조리기구가 마모되어 긁혔다면 당장 버려라.
- 전자레인지 데우기는 세라믹만 하라. 플라스틱은 절대 데우지 말아라.
- 플라스틱 공기, 접시, 빨대는 유리, 세라믹, 또는 스테인리스 스틸로
  바꿔라.
- 식품은 플라스틱 용기 대신 유리, 스테인리스 스틸, 또는 세라믹에 보
  관하라.
- 깨끗하고 여과된 물을 마셔라(ewg.org/waterfilters 참조).

- 내분비 교란 물질이라고 의심되는 파라벤과 다른 독성물질이 함유된 화장품, 매니큐어 및 기타 개인 관리 제품(자외선차단제, 샴푸, 치약) 사용을 피하라(safecosmetics.org 참조).

당신의 집안 환경도 디톡스를 할 수 있다. 발암물질을 제거하려면 다음 지침을 따르라.

마당: 유기농, 친환경 스프레이만 사용하라.

주방

① 가스로 요리할 때는 환기가 잘되도록 창문을 열고 연기 흡입을 줄여라.

② 물에 비소, 납, 중금속이 있는지 검사하고, 필요하다면 필터를 구매하라.

③ 전자레인지를 사용할 때는 적어도 2m 이상 떨어져 있어라.

침실: 우리는 하루 중 적어도 1/3을 침실에서 지내고, 침실에서 많은 발암물질과 '접촉'하고 '냄새'를 맡는다. 더 안전한 매트리스, 베개, 침대 헤드보드 등을 골라라(www.ewg.org를 참조).

세탁

① 반드시 방을 환기해서 유독성 세탁 세제 연기 흡입을 줄여라(더 안전한 세제는 www.ewg.org를 참조).

② 최근 드라이클리닝 한 옷은 옷장에 넣기 전에 걸어서(특히 비닐로 덮여

있다면) 24시간 동안 바람을 쐬어 주어라.

공기와 바닥

① 지하실이 있다면 공기 중 라돈 농도를 검사하라.

② 공기 필터와 공기 정화를 돕는 친환경 식물을 두는 것을 고려하라 (www.ewg.org 참조).

③ 친환경 바닥, 카펫, 바닥 청소 세제 사용을 고려하라(www.ewg.org 참조).

더 깨끗하게 운전하기

도로 위에서도 될 수 있으면 더 깨끗한 공기를 마셔야 한다. 가능하다면 디젤 연료 배기를 내뿜는 차 뒤나 옆에 가는 걸 피해야 한다. 혹은 차량에 공기청정기를 설치하는 것도 고려해볼 만한다.

처음에는 '아, 할 게 너무 많아'라고 생각할 수 있다. 생각을 '나는 암 요인이 더 적은 환경에서 더 깨끗하게 살고 있어'라고 바꿔서 환경을 잘 통제해야 한다. 밀폐된 환경에서 살 게 아니라면 오늘날 완전히 깨끗한 환경에서 사는 건 불가능하지만, 발암물질에 노출되는 걸 통제할 수는 있다. 이것만으로도 기분은 좋아진다. 또한 발암물질에 노출되는 건, 그 효과가 합쳐진다는 사실을 명심해야 한다. 환경을 바꾸어 매일 20개의 발암물질에

미세 노출되는 걸 줄인다고 생각해보라. 대략 한 달에 600개 성도 적게 미세 노출되는 것이고, 1년이면 7,300개 적게 미세 노출되는 것이다. 수많은 미세 노출이 합쳐져 암의 많은 요인이 될 수 있음을 명심하라.

과부하가 걸린 환경 발암물질의 세계는 계속 변하고 있다. 나날이 업데이트 되는 발암물질 목록, 보다 안전한 제품 목록, 발암물질이 더 적은 환경을 누리기 위한 다른 여러 가지 방법은 미국 환경워킹그룹(www.ewg.org) 웹사이트를 참조하면 좋다.

독소 검사와 디톡스 전문 임상영양사의 증언

환자의 증상과 질병의 원인을 찾기 위한 통합 예방 임상영양사로서, 환자에게 독소가 있는지 검사하고 환자들을 위한 맞춤 디톡스 플랜을 디자인하는 데 그렇게 많은 시간을 보낼 줄은 몰랐다. 환자 검사 결과에서 나타난, 그리고 계속해서 증가하는 독성 금속, 화학물질, 오염물질, 살충제, 제초제 농도는 환자와 그 가족뿐만 아니라 환자의 주치의와 전문의들에게도 충격이었다.

가장 최근에 상담한 환자 중 하나는 50대 여성이었고, 몇 가지 건강 문제로 나에게 상담을 했다. 검사 결과 그녀의 몸에서 높은 농도의 독소가 검출되었고 염증 표지가 상승한 것으로 나타났다. 추가 검사 결과 초기 단계의 유방암이 발견되었다. 환자의 일상과 식습관을 살펴보니 로션, 마시는 약, 바르는 미용용품을 많이 사용하고 있는 걸 알게 되었다. 게다가 정원을 가꾸고

잔디를 관리하는 걸 좋아한다고 했다. '라운드업'(주성분이 발암물질로 의심되는 글리포세이트이다)이라는 제초제를 사용하고 있었고, 잡초를 뽑기 위해 장갑을 끼지 않은 맨손에 제초제를 뿌리기도 했다. 다행히 유방암으로 종괴절제술을 받고 우리의 디톡스 플랜을 따른 후, 이제 그녀는 더 건강하고 활기찬 삶을 살아가고 있다.

발레리 세이어_임상영양사이자 약사보조사

www.nutritionconnectionbalance.com

4. 땀을 흘려라!

땀을 흘리는 건 독소를 제거하는 신체의 자연스러운 노폐물 제거 시스템 중 하나다. 가능하다면 운동을 해서 땀을 흘려라. 그리고 땀을 흘리는 또 다른 좋은 방법이 있다. 사우나 또는 한증막의 이완 및 디톡스 효과가 있다. 온열요법의 항암 효과는 다음과 같다.

- 더 건강한 면역체계
- 더 나은 혈당 균형
- 항산화물질 활성도 증가
- 더 나은 혈류
- 지방 조직의 발암물질 저장 감소

빌 박사는 1주일에 평균 4번 한증막에서 10분 동안 몸에 열을 내고 땀을 흘렸고, 이것이 암 정복 계획에서 최우선 순위였다.

NK 팀을 데워라

노르웨이 사람들은 오랫동안 사우나, 온탕, 한증막의 치유 효과를 칭송해왔다. 과학적으로도 그렇다. 체온을 올리면 NK세포 수가 증가하는 것으로 나타났다. 암 환자, 특히 화학요법 치료로 인해 면역체계가 손상된 사람 중 온열요법을 많이 한 사람이 일반적으로 더 잘 치유되었다. 열은, 치유할 수 있다!

아마도 이는 온열요법이 운동의 효과와 비슷하기 때문인 것으로 보인다. 체온이 증가하면 심박수와 혈류도 증가하는데, 6장에서 배웠듯이 혈류의 증가는 백혈구를 움직이게 만들어서, 백혈구가 혈관 벽에서 떨어져 면역체계로 흘러가게 된다. 몸이 열을 내면 기분이 좋아지는 것도 온열요법의 이완 효과 때문일 수 있다. 긴장을 풀고 스트레스를 덜 받으면 면역체계는 당신을 위해 더 잘 싸우게 된다.

*주의! 온열요법을 하기 전, 반드시 의사와 상의하라. 심혈관 질환 같은 기저질환이 있는 경우에는 몸에 열 스트레스를 주면 안 된다.

암 없는 세상을 위해

우리는 암 없는 세상을 꿈꾼다. 하지만 그 꿈을 이루려면 우리의 마음가짐을 바꿔야 한다. 우리 몸에는 암세포가 있고 어떤 면에서 '암과 함께 살고' 있다. 하지만 암을 그저 피할 수 없는 것으로 받아들이기보다, 암의 근본 원인을 예방하기 위해 노력할 수 있다는 사실을 잊지 말아야 한다. 스스로 더 깨끗하게 사는 것뿐만 아니라, 더 깨끗하게 사는 법과 사회적 변화를 이끌어야 한다.

암 정복을 위한
매일매일의 가이드

이 책에 책에 나와 있는 방법들을 할 수 없거나 지킬 수 없더라도, 할 수 있는 한 최대한 오래, 최대한 많이 해볼 것을 권한다. 맨 앞에서 배운 누적 효과를 명심하라. 아주 적은 양의 발암물질이라도 시간이 지나면서 점차 쌓이고 쌓여 결국에는 암을 유발한다. 마찬가지로 작은 변화들이 합쳐져 암을 치유하게 되는 것이다.

다음에 나오는 리스트를 집과 사무실 여기저기에 붙여놓고, 체크해볼 것을 권한다. 암 치유로 향하는 길로 계속 나아갈 수 있게 해주는 자극제로 매일 그것을 읽어봐라. 적어도 1주일에 한 번은 목록을 보고 자신을 1에서 5로 평가해봐라(5가 최고점이다). 대신 솔직하게 평가하라! 당신의 성과를 머릿속에 그려보면서 말이다.

행동 항목	얼마나 잘하고 있나?				
나을 거라고 믿어라(1장).	1	2	3	4	5
면역체계 군대를 똑똑하게 만들어라(2장).	1	2	3	4	5
암 치료 의료진과 현명하게 파트너가 되어라(파트 2).	1	2	3	4	5
'몸속의 의사'에게 귀를 기울여라(1장).	1	2	3	4	5
암 정복 식단을 섭취하라(5장).	1	2	3	4	5
과학적 근거가 있는 보충제를 먹어라(5장).	1	2	3	4	5
오메가-3 수치가 8% 이상인가(5장)?	1	2	3	4	5
비타민 D 수치가 40ng/ml 이상인가(5장)?	1	2	3	4	5
몸매를 날씬하게 유지하라 ("날씬할수록 암에 걸릴 확률이 낮아진다").	1	2	3	4	5
하루에 적어도 30분은 밖에 나가서 움직여라(6장).	1	2	3	4	5
스트레스를 관리하라(7장).	1	2	3	4	5
질 좋은 잠을 자라(8장).	1	2	3	4	5
깨끗하게 생활하라(9장).	1	2	3	4	5

Part 4

대장암, 유방암, 뇌종양, 폐암 정복 팁

앞에서 배운 암 정복 도구는 어떤 암이든 치유하는 데 도움이 된다. 파트 4에서는 가장 흔한 암 4가지, 대장암, 유방암, 뇌종양, 폐암 치료에 도움이 되는 추가적인 도구들을 소개한다.

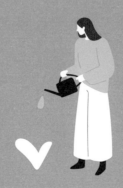

제 10 장

대장암을 이기는 셀프케어

대장암, 특히 결장/직장암은 가장 예방할 수 있고, 빨리 발견할 수 있고, 치료할 수 있는 암 중 하나다. 또한 우리가 제시하는 플랜을 이용해 가장 잘 '치유할 수 있는' 암이라고 생각한다. 다음과 같은 대장암 요인에 대해 생각해보라.

- 식품에 들어 있는 발암물질
- 장 내벽의 과도한 마모
- 수년간 면역체계를 약화시키는 식품 섭취
- 장 내벽을 압박하는 단단하고 느린 배변
- 장 조직과 장에 살고 있는 마이크로바이옴을 약화시키는 관리되지 않은 스트레스

우리의 암 정복 계획은 이러한 모든 대장암 요인을 줄이는 데 도움을 준다.

생활 방식은 유전보다 더 암을 유발하는 요인이다 시어스 가족 중 3명이 대장암에 걸렸다. 우리 가족처럼 대장암 가족력이 있다면, 유전 상담을 하고 어떤 암 위험이 유전되었는지 알아내는 검사를 해야 한다. 그래서 빨리 그리고 더 자주 선별 검사를 해야 한다(10장 후반부 참조). 하지만 대장암 중 10%만이 유전으로 발병된다. 즉 대장암의 90%는 환경 요인에 의해 발병된다. 이는 생활 방식, 운동, 태도 및 영양분 섭취에 관한 우리의 암 정복 도구로 이를 예방할 수 있다는 걸 의미한다.

식단과 생활 방식의 중요성이 강조된 한 관찰에 따르면, 중국인과 일본인이 미국인보다 대장암 발병률이 훨씬 낮다. 하지만 중국인과 일본인이 미국으로 이주하면(그리고 미국인처럼 먹고 살기 시작하면), 그들은 미국인과 거의 같은 비율로 대장암에 걸린다.

빌 박사의 장 건강 프로그램

처음 대장암 진단을 받고, 과학적으로 근거가 있는 대장암 관련 내용을 찾아 읽었다. 그래서 나만의 암 치유 프로그램을 만들 때, 상식적으로 접근하기 시작했다. 장 내벽 세포는 '전환이 빠른 세포'라고 알려져 있다. 매주 새로운 세포로 교체된다는 의미다. 좋은 소식인 것 같지만, 세포가 빨리 자랄수록 암으로 변

하기 쉽다. 그래서 나는 장 건강을 취미로 삼는 것에서 더 나아가, '귀중한 장 내벽 세포 보호하기'에 집중했다. 대장암이 나를 그렇게 하도록 만든 동기라는 게 유감스러울 뿐이다!

어쨌든 나는 가능한 한 환경 발암물질에 가장 적게 오염된 식품을 섭취하려고 노력했다.

- 나는 살충제가 묻은 음식을 내 장속으로 들여보내지 않기로 했다. 9장에서 언급한 유기농 식품을 섭취했다. 나는 환경워킹그룹(Environmental Working Group)의 온라인 팬이 되었고, 식품을 섭취하기 전에 그들이 해당 식품의 안전성에 대해 뭐라고 하는지 자주 체크했다.
- 식품 라벨을 신중하게 보기 시작했다. '○○염'으로 끝나는 물질과 같은 모든 화학 성분들은 내 '못된 목록' 넣었다. 방부제, 향미증진제 등에 관한 정보를 찾을 수 없는 경우에는 그 식품을 섭취하지 않았다. 여러 자료를 통해 우리가 섭취하는 식품에 첨가된 대부분의 화학물질이 '한 번도 안전성 검사를 받지 않았다'는 걸 알게 되었다(미국 시스템의 발암성 결함이다). 그래서 나는 다음과 같이 했다.

의심된다면 제외하라!

장에 좋은 식품도 중요하다고 생각했다. 간단히 말해 '진짜 식품 식단'을 먹기 시작했다. 가능한 한 가공 공장을 거치지 않고 유기농 농장에서 내 식탁으로 직접 오는 식품을 섭취했다. 나는 거의 수산물까지는 허용하는 채식주의자인 페스코 베지테리언이 되었다. 즉 나는 다음과 같은 식품을 섭취하고 있다.

- 80% 식물성 식품
- 10~15% 안전한 해산물(5장 예시 참조)
- 5~10% 유기농 달걀, 무가당 유기농 전유 케피어와 요거트, 가끔 사슴 고기처럼 야생에서 사냥한 고기와 같은 기타 동물성 식품(5장에 나와 있는 나의 하루 식단 예시를 참조하라).
- 하루 최소 40g의 섬유질

1997년부터 이렇게 음식을 섭취하고 있고, 그 결과 만성 골수성 백혈병 투병 중에도 건강하고 에너지가 넘쳐난다.

대변을 잘 볼수록 대장암에 덜 걸린다

장 내벽에 닿는 식품을 깨끗하게 하는 것 이외에 그다음으로 빌 박사는 직접 만든 '대변학' 수업을 수강했다. 대장암의 요인에는 미국인들이 무엇을 어떻게 먹는 것뿐만 아니라 그다음에 일어나는 일도 포함된다.

[빌 박사의 말] 대장이 매일 하는 일인 대변 보는 일에 관해 의사가 더 많이 알고 있다

고 생각할 것이다. 하지만 대장암으로 인해 '똥 닥터'가 되기 전까지는 나도 잘 몰랐다.

소화되고 '남은 것'이 대장을 부드럽게, 작게, 빠르게 통과할수록 장 내벽에 가해지는 압력과 암을 유발하는 마모가 적어진다. 미국인들에게는 변비 증상이 많다. 변비(Constipation)와 대장암(Colon cancer) 모두 알파벳 'C'로 시작한다. 어떤 상관관계가 있을까? 우리는 상관관계가 있다고 생각한다!

음식이 몸 안으로 들어가서 빠르게 소화되고, 영양소가 흡수되고, 대장에 있는 마이크로바이옴은 섬유질 파티를 열고, 나머지는 장 조직을 자극할 기회가 주어지기 전에 제때 밖으로 배출되는 것이 이상적이다. 음식 찌꺼기가 장 안에 머무르는 시간이 짧을수록 대장암이 더 잘 치유되고 암이 재발할 가능성이 작다. 들어오고 나가는 것이 암을 막는다!

대변을 장 친화적으로 만드는 몇 가지 방법이 있다.

잘 씹을수록 똥을 잘 싼다 미국은 식탐꾼 사회이며 우리는 발암성 대가를 치르고 있다. 5장에서 배운 '2배 오래 씹기'와 '잘 씹을수록 똥을 잘 싼다'는 내가 환자들을 진료할 때 장 건강을 강조하기 위해 사용하는 문구다. 아이들은 소리 내어 웃고, 부모들은 얼굴을 붉히며 미소를 짓는다.

위쪽 끝부분(입)에서 저작 운동을 많이 할수록 아래쪽 끝부분(대장)의 마모(즉 대장암)가 덜하다. 5장에 적혀 있는 수많은 암 정복 식품은 많이 씹어야 한다. 좋은 일이다! 질긴 식품에는 섬유질이 많이 함유되어 있고 섬유질은 장에 좋다. 섬유질이 풍부한 식품, 특히 샐러드에 들어 있는 생채소는 30~40번 씹어야 한다.

잘 씹은 음식은 침과 섞여서 부드럽고 삼키기 쉬운 '끈적거리고 흐물흐물한 덩어리'가 된다. 오래 씹을수록 '끈적거리고 흐물흐물한 덩어리'를 많이 만드는 것이다. 장은 그걸 좋아한다! 이 덩어리가 식도를 따라 위로 내려가면, 위장은 마치 "내 일이 이제 더 쉬워졌어"라고 말하듯이 "좋아!"라고 외친다. 또 조금씩 먹고 더 많이 씹으면 위-식도 역류 혹은 속쓰림 같은 모든 연령대가 힘들어 할 고통스러운 질병이 줄어든다.

더 오랫동안 씹으면 위가 평소에 보내는 신경화학 메시지(위장 반사)를 장으로 보낼 시간이 더 많아진다. 이 메시지는 사실상 "지금 거기에 들어 있는 걸 내보낼 준비를 해. 더 많은 게 내려오고 있어"라고 말해준다.

물을 많이 마시고 똥을 더 많이 싸라 장 건강을 위해서 하루에 몸무게 1kg당 약 30~45mL의 물을 마셔라. 예를 들어 몸무게가 45kg이라면, 하루에 적어도 1.3~2L의 물을 마시는 것이다. 대장은 몸에서 수분을 조절하는 곳이다. 충분한 수분을 섭취하지 않으면, 장 내벽은 대변으로부터 수분을 더 빨아들여서 딱딱한 변을 만든다(그리고 장 내벽 세포에 마모가 더 많이 발생한다).

변에 좋은 섬유질이 풍부한 식품을 섭취하라 5장에 나열된 암 정복 식품은 변에 가장 좋은 식품이기도 하다. 섬유질이 풍부하고, 그 섬유질은 변의 모양을 만든다. 섬유질과 수분의 적절한 균형은 변을 알맞게 하는 데 도움이 된다. 부드럽고, 매끄럽고, 화장실에서 변을 보기가 쉽다. 식품에 함유된 섬유질과 수분은 음식물이 통과하는 속도를 증가시키고 장 내벽과 닿아 있는 시간을 줄여준다.

장 건강 연구원들에 따르면, 하루에 좀 더 많은 양의 섬유질을 섭취할수록 장이 더 건강해진다. 이치에 맞는 말이다! 다음과 같은 활약을 한다.

- 씹은 음식이 장을 빠르게 통과하게 한다.
- 발암물질이 장 내벽에 닿아 있는 시간을 줄여준다.
- 암을 퇴치하는 장내 마이크로바이옴, 장에 살고 있는 박테리아 집단에 영양분을 제공한다(최근 연구에 따르면 건강한 마이크로바이옴은 대장암에 걸릴 위험을 낮춰준다).

스무디는 대장암으로부터의 회복을 원활하게 해준다 하루에 스무디 한 잔은 대장암 재발을 막는 데 도움을 줄 뿐 아니라, 대장암 수술에서 회복하는 데 도움이 된다. 빌 박사 또한 이 새로운 먹는 방식을 실천했다. 그는 수술받은 장을 보호하기 위해 통과하기 쉬운 부드러운 변을 보고 싶었다. 섬유질이 풍부한 과일과 채소를 모두 믹서기에 가는 방법을 통해 변을 부드럽게 만들게 했다(원한다면 이 스무디를 '변-에이드'라고 불러도 좋다). 5장에 있는 음식 갈아 마시기를 읽고 실천해보자.

'2의 규칙'에 따라 음식을 섭취하라 방법은 5장을 참조하라.

변을 개선하는 것은 허리둘레에 영향을 준다

우리의 변에 좋은 음식 섭취 계획을 따르면 포만감을 빨리 느끼기 때문에, 적은 양을 먹는 것이 더 편할 것이다. 또한 진짜이고, 깨끗하고, 섬유질이 풍부한 식품을 섭취하기 때문에 당 스파이크도 더 적게 발생한다. 이러한 모든 것이 복부 지방을 줄여 모든 암에 걸릴 위험이 낮아진다(복부 지방이 어떻게 암 요인이 되는지는 "날씬할수록 암에 걸릴 확률이 낮다"를 참조하라).

몸을 움직이면 장이 움직인다 연구에 따르면 매일 30~60분씩 운동을 하는 사람은 대장암에 걸릴 위험을 30~40% 낮출 수 있다. 더 많이 움직일수록 대변이 장을 더 잘 통과한다.

[빌 박사의 말] 오랜 시간 비행기를 타면, "더 많이 앉아 있으면 대변을 더 적게 본다"라는 연결 관계를 깨닫게 된다. 장에 좋은 음식을 더 적게 섭취하고 장을 망가뜨리는 음식을 더 많이 섭취하는 것 이외에 5~7시간 또는 그 이상을 앉아 있는 것은 장을 고통스럽게 한다. 장은 자신만의 생각이 있고, 갑작스러운, 심한 변화를 좋아하지 않는다. 건강하게 만드는 음식 섭취 규칙을 어길 때, 장은 멈추게 되고 그 결과 변비가 생긴다.

변을 참지 말아라!

화장실을 가야 한다는 느낌이 들면, 최대한 빨리 가라. 변을 참으면(장이 말하는 걸 무시하면) 변비가 생길 수 있고, 더 힘을 주게 되고, 장 조직에 더 많은 마모가 발생할 수 있다.

고기를 먹지 말아라 고기를 먹는 사람은 대장암에 더 잘 걸린다. 왜일까?

농장에서 살충제를 많이 사용하기 때문에 발암물질이 함유되어 있고 숯불에 구울 때 더 많은 발암물질이 더해지는 것(5장에서 배웠듯이)뿐만 아니라, 고기는 대부분의 식물성 식품보다 장을 느리게 통과한다. 음식물이 장에 더 오래 머무르면서 장 내벽에 압력을 가할수록, 장에 더 많은 자극을 줄 수 있다는 점을 명심하라. 당신의 식단에 반드시 고기를 넣어야 한다면 다음과 같이 하라.

- 유기농, 100% 목초를 먹고 자란 고기만 먹어라.
- 양념에 재워라(고기 요리 팁은 5장을 참조하라).
- 작게 잘라 먹어라.
- 더 오래 씹어라.
- 샐러드와 십자화과 채소(꽃잎 4개가 십자 모양을 한 식물을 총칭으로 양배추, 브로콜리, 배추, 케일, 무, 냉이, 유채, 갓 등이 있다-옮긴이)를 곁들여라.
- 먹는 것을 1주일에 두 번 이하로 제한하라.

또한 육지 동물을 해산물로 대체하는 걸 고려해야 한다. 과학적으로도 '고기보다 생선'을 추천한다. 지금까지 시행한 식이 연구 중 가장 큰 규모의 연구 중 하나인 '암과 영양에 대한 유럽의 전망 조사(EPIC)'에 따르면, 고기를 적게 먹고 생선을 더 많이 섭취한 사람들은 대장암에 걸릴 위험을 크게 낮출 수 있었다.

이쯤에서 대장암을 줄이기 위한 '완벽한 똥' 같은 게 있는지 궁금할 것이다. 우리는 있다고 생각한다. 다음과 같은 특징이 있다.

- 부드럽다.

- 짤 수 있어야 한다: 괄약근이 변 끝부분을 짜낼 때, 끝부분이 '꼬리' 처럼 가늘어진다는 뜻이다.
- 자주: 하루에 적어도 두세 번.
- 갈색: 너무 어두운 색도 아니고, 너무 밝은 색도 아니다.

우리는 변비 사회다. 우리는 너무 많은 양을 너무 빠르게 먹고, 너무 적게 씹고, 너무 오래 앉아 있고, 힘을 너무 많이 준다. 당신만의 이상적인 (똥)그림이 그려지는가?

더 일찍 검사받고, 더 일찍 암을 치료받아라

대장암이 '치료가 가능한' 주된 이유는 일찍 발견할 수 있는 전문적인 도구, 특히 대변 혈액 검사와 정기적인 대장내시경이 있기 때문이다. 암 이전 단계라고 할 수 있는 폴립은 암으로 변하기 전에 몇 년 동안 그 자리에 있을 수 있어서, 일찍 발견하고 일찍 제거하는 것이 목숨을 살리는 길이다. 대변 혈액 검사와 분변 유전자 검사(Cologuard, 분변 DNA 검사다. 대장 내벽 세포에서 떨어져 나온 DNA를 잡아내어 이것이 암세포의 DNA인지를 분석하는 검사-옮긴이)는 일부 대장암만을 발견할 수 있지만, 유일하게 대장내시경만이 암 이전 폴립을 효율적으로 찾아내어 제거할 수 있다. 정기적인 대장내시경은 훌륭한 암 예방 도구 중 하나다.

종양 전문의들은 대장암 선별 검사를 제때 받는 것이 대장암으로 인한 사망률을 절반으로 줄일 수 있다고 추정한다. 그건 좋은 소식이다. 나쁜 소식은 대장암이 젊은 층에서 꾸준히 증가하고 있다는 것인데, 아마도 젊은 층에서 비만이 증가하는 것과 평행을 이루는 것 같다.

소화기 내과 전문의에게 진료받고 정기적인 대장내시경을 시작하는 시기는 나이와 위험도에 따라 다르다. 암에 걸리기 쉬운 생활 방식과 식습관을 가지고 있다면, 30대라도 소화기 내과 전문의에게 진료받는 걸 권한다. 특히 비만이거나, 자주 변비에 걸리거나, 화장지에 피가 묻어나거나, 복부 팽만감이 있거나, 이유 없이 피곤하고, 복통이 있고, 체중 감소가 있다면 말이다.

제 11 장

유방암을 이기는 셀프케어

유방암은 모든 암 중에서 가장 많이 연구되고 가장 많은 자금 지원을 받는 분야다. 좋은 소식은 유방암이 여전히 놀라운 속도로 발생하고 있지만, 현대 외과 및 종양학 치료법 덕분에 여성들이 더 오래 살 수 있게 되었다는 것이다. 대략 여성 8명 중 1명이 살면서 유방암에 걸리는데, 대부분 폐경기에 걸린다.

유방암에 걸릴 위험을 낮춰주는 마법의 약이 있기만 하면 얼마나 좋을까? 그런데 그런 약이 있다. 바로 식이요법과 운동이라고 하는 약이다. 암 전문가들은 5~6장에 제시된 암 정복 계획을 따르면 유방암을 폐경 전 여성의 경우 50%, 폐경 후 여성의 경우 80% 낮출 수 있다고 예측한다.

하지만 그 위험도가 0이 되지는 않는다. 마사가 유방암 진단을 받았을 때, 정말 놀랐다. 마사는 유방암에 걸리는 사람의 '특징'에 전혀 해당되지 않기 때문이다. 그녀는 평생 몸매를 날씬하게 유지했고, 총 18년 동안 모유 수유를 했고(제대로 읽은 게 맞다!), 주로 우리의 유방암을 예방하는 식단을 섭취했고, 지나친 음주를 피했고, 스트레스를 관리할 줄 알았다. 과학적으로 증명된 유방암을 유발하는 위험 요소가 전혀 없었다.

의심되는 덩어리를 생검한 후에 마사가 진단을 받았을 때, 치유를 돕고 재발을 막기 위해 우리가 찾을 수 있는 가장 믿을만한 과학 자료를 찾아봤다. 이 책의 첫 번째 부분에서 암 정복 팁을 모두 읽었겠지만, 다음은 유방암에 특화된 팁이다.

1. **채소를 섭취하라** 과학적으로 주로 식물성 식단을 섭취한 여성이 유방암에 가장 안 걸린다는 걸 보여준다. 여성 건강에 관한 가장 큰 규모의 연구 중 하나인 '간호사 건강 연구'(Nurses' Health Study)에 따르면, 어릴 때부터 어머니(닥터 마마)의 처방대로 음식을 먹기 시작하면, 나이가 들어서 유방암에 걸릴 확률이 줄어든다.

2. **날씬한 몸매를 유지하라** 날씬한 몸매를 유지하는 것은 유방암을 예방하는 가장 흔한 방법 중 하나다.

3. **더 많이 움직이고 더 적게 앉아 있어라** 한 연구에 따르면 하루에 30~60분 동안 운동하는 여성은 유방암에 걸릴 위험을 20~30% 줄일 수 있다. 특히 폐경기 여성의 경우, 활동적인 사람들이 치유도 더 잘 된다. 연구원들은 이러한 '더 많이 움직이면 더 오래 생존한다'의 관계가 더 균형 잡힌 면역체계, 더 적은 염증, 더 나은 혈당 수치로 인한 것이라고 말한다. 운동이 예방 및 치유를 돕는 또 다른 메커니즘은 운동이 일부 유방암을 악화시키는 과도한 에스트로겐을 줄일 수 있다는 것이다.

4. **술을 적게 마셔라** 그 이유는 5장을 참조하라.

5. **면역체계를 똑똑하게 하라**   연구에 따르면 유방암에 걸린 여성 중 가장 똑똑한 NK세포 군대를 가진 여성이 가장 오래 생존했고 가장 잘 치유되었다.

혈당 스파이크를 피하라!

유방암 세포에는 건강한 유방 세포보다 더 많은 인슐린 수용체(인슐린이 당을 세포 안으로 들여보내기 위해 여는 세포막의 아주 작은 문)가 있다. 무슨 뜻이냐고? 바로 첨가당을 적게 섭취하면 유방암에 덜 걸린다는 것이다!

유방암 치료를 위해 의료진과 현명하게 파트너가 되는 방법

당연한 말이지만, 유방암도 당신이 의료진의 현명한 파트너가 되어야 한다. 다음을 보자.

1. **수술**   종괴절제술은 유방절제술보다 훨씬 간단하지만, 두 수술 모두 기술 수준이 훌륭하다. 수술 후 회복이 잘되도록 당신이 해야 하는 일은 감염 위험을 줄이고, 잘 낫도록 면역체계를 준비시키는 것이다(방법은 2장 참조).

2. **화학요법**   화학요법은 일반적으로 수술에서 회복하고 난 후에 할 것을 권한다. 화학요법은 과학적인 근거가 있지만, 4장에서 다뤘던 '물어봐야

할 질문'을 꼭 하고, '코호트 연구' 질문에 대한 의사의 답변을 신중하게 검토하라. 종양 전문의에게 화학요법 처방을 뒷받침하는 타당한 과학적 근거가 있는지, 당신에게 가장 잘 맞는 화학요법을 하게 되는지 질문하라.

3. 방사선치료 가장 많은 숙제를 해야 하고 최고의 전문가에게 자문해야 하는 부분이다. 일부 유방암에 대해서 과학적으로 다소 불확실한 부분이 있기 때문이다. 방사선치료에 관한 일부 연구는 덜 과학적[가장 취약한 유형의 과학적 데이터인 숫자를 다루는 사람이 하는 후향적(이미 수집된 데이터를 분석하여 연구를 수행하는 형태로, 연구결과의 신뢰도가 낮다-옮긴이) 기록 검토 같은]일 뿐만 아니라 많은 연구가 개인에게 맞춰져 있지 않다. 방사선 종양 전문의에게 당신의 암 종류와 진행된 단계, 나이, 일반적인 건강 상태에 권장하는 방사선치료에 관한 가장 최신 연구를 의논하고, 관련 자료를 요청하라. 권고 치료법을 따르기 전에 유방암 방사선치료를 전문으로 하는 사람에게 다른 소견을 구하는 것도 좋다.

[빌 박사와 마사가 전문가와 상담한 이야기] 우리가 신뢰하는 방사선 종양 전문의와 파트너가 되고 마사에게 적합하다고 생각되는 치료 계획을 짜고 나서, 빌 박사는 유방암 방사선치료를 전문으로 하는 미국의 최고 종양 전문의 중 한 명을 찾았다. 해당 전문가와 상담하기 전에 그에게 마사의 모든 정보와 종양 전문의가 원하는 정확한 치료 횟수, 강도, 기간을 이메일로 보냈다. 해당 전문가와 방사선 종양 전문의가 같은 의견인 것을 확실히 하기 위해 그 둘이 전화로 이야기를 나눌 수 있게 했다.

최고 암 전문가가 전하는 최고의 유방암 정복 팁

마사가 암 진단받기 몇 달 전, 집에서 파티를 열었다. 딸 헤이든이 손님 하나를 초대하면서 "아빠, 제 친구가 아빠가 만나 보셔야 하는 사람이 있대요. 윌리엄 스미스(William Smith)라는 의사인데, 세계 최고 유방 방사선 전문의 중 한 분이세요"라고 말했다. 파티에서 스미스 박사와 빌 박사는 가까워졌다. 이 의사에게는 진정성이 있었다. 그는 8살일 때 가장 친한 친구의 어머니가 질병으로 일찍 사망하는 걸 보고, 지난 46년간 인생을 유방암 분야에 바쳤다고 했다. 그 당시만 해도 우리는 스미스 박사의 조언이 그렇게 빨리 필요할지 알지 못했다.

그날 밤, 다른 손님이 빌 박사에게 말했다. "빌, 세계 최고 유방암 전문의 중 한 명이랑 대화한 거 알아? 그는 미국 전역에 있는 대학 암센터를 다니면서 가장 어려운 유방암 사례들을 진료하고 최신 과학과 기술을 다른 종양 전문의들에게 가르쳐주고 있어."

몇 달 후 마사가 유방암을 진단받았을 때, 스미스 박사는 회복을 위해 가장 과학적인 가이드를 주는 최고의 사람이 되었다. 그리고 우리가 이 책을 쓰기 시작했을 때, 그에게 검토를 받고 조언을 얻을 수 있었다. 다음은 유방암 환자들이 생존하고 인생을 즐기도록 도와주는 스미스 박사가 정리한 주요 팁이다.

1. 매달 유방 자가 검진 결과를 자세히 기록하라   20~30살 어느 시기가 되면 유방에 의심스러운 멍울이 있는지 검사하는 방법을 배우고, 유방 전문의의 진료를 받아야 한다. 월경 전보다 가슴이 덜 커졌을 때인 월경 주기 5~7일째처럼, 매달 같은 날에 유방 자가 검진을 하라. 샤워할 때 하면 쉽다. 만약 가슴에 멍울이 잡히면 다음과 같이 하라.

- 날짜와 만져지는 멍울의 대략적인 크기를 기록하라. 크기 비교가 가능한 알약, 콩, 호두 등으로 멍울의 크기를 비교하라.
- 멍울의 위치를 확인하라. 시계 위치(예를 들어 2시 방향)와 유두로부터의 거리를 모두 표시하는 게 도움이 된다.
- 유방 멍울 대다수는 양성이다. 많은 경우 월경 주기가 완전히 끝나고 나면 유방선 조직이나 물혹은 작아지거나 모두 사라진다.
- 유두에서 피가 섞인 분비물이 나온다면(때때로 브라나 티셔츠에 핏자국이 보인다), 즉시 의사와 상의하라. 유방촬영술을 처방해줄 것이다.

유방 자가 진단을 할 때, 단지 멍울만 찾으려 하지 말아야 한다. 손을 머리 위로 들고 주름이나 유방 '보조개 현상(종양이 있는 부위 근처의 피부가 보조개처럼 움푹 들어가는 현상-옮긴이)'이 있는지 확인하라. 새로운 것이 나타나면, 바로 의사와 상의하라. 그리고 통증을 동반하는 유방암은 극히 드물다는 것도 명심하라. 멍울이 불편함을 느끼게 하지 않는다고 해서 검사가 필요하지 않다는 뜻은 아니다.

2. 가장 정확한 정보를 제공하는 유방촬영술을 받아라 3D 유방촬영술과 유도 초음파를 모두 사용하는 암 진단 시설에서 유방촬영술을 받아라. 가능하다면 정기 유방촬영술을 매번 같은 시설에서 받아라. 아직 폐경 전이라면, 매년 같은 달 같은 때 유방촬영술을 받는 것이 중요하다.

병원에 가면 내 유방촬영 사진을 쉽게 볼 수 있을 것이라 생각
하지만, 항상 그렇지 않을 수도 있다. 이전의 유방촬영 사진은
유방 변화를 확인하는 데 기준이 되기 때문에, 매우 중요하다.
특히 다른 지역으로 이사를 한다면, 디스크나 USB에 예전 유
방촬영 사진을 저장해서 새로운 방사선 전문의에게 줘야 한다.

유방촬영술이나 림프절 생검을 하는 날에는 데오드란트, 특히 삼규산,
알루미늄 입자가 포함된 데오드란트 사용을 피하라. 만약 사용했다면, 그
입자들이 종종 피부에 달라붙어 있으니 유방촬영술 시작 전에 겨드랑이
와 가슴을 부드럽게 씻어내라. 일부 여성의 경우 카페인이 유방 조직의 밀
도에 영향을 줄 수 있고 판독을 어렵게 할 수 있기 때문에, 유방촬영술을
받기 전 2주 동안은 카페인 섭취를 피하라. 또한 "촬영이 더 필요하니 다
시 오세요"라는 요청은 자주 있는 일이고 일반적으로 걱정할만한 것이 발
견되지 않으니, 너무 걱정하지 말아라.

3. 의심되면 생검을 요청하라 만져지는 멍울 대부분은 일반적으로 물혹
이나 유방 지방으로 양성일 것이다(특히 젊은 여성의 경우 더 그렇다). 만일 유방
촬영술에서 물혹이라고 확인되지 않은 덩어리가 보인다면, 결과에 상관없
이 생검을 요청하라. 유방촬영술이 항상 정확하지는 않지만, 현재 우리가
할 수 있는 최고의 초기 선별 검사 도구다.

[마사의 말] 초음파유도생검을 받았을 때, 그 새로운 기술에 놀랐다. 먼저 초음파가 어떻게 덩어리를 식별하는지 보았고, 그다음 초음파가 어떻게 바늘(연필 크기)을 덩어리에 정확히 들어가게 하는지 보았다.

만약 생검 결과 악성이라면, 다음과 같이 하라.

4. 진단받은 시점으로부터 3년 전 또는 그 이전에 쓴 인터넷 글은 피하라 유방암 진단 및 치료 기술과 과학은 매년 엄청난 성장을 이룬다. 쓸데없이 비관적인 데이터를 포함한 오래된 글을 읽지 말아라. 그런 글은 걱정만 많아지게 하고 당신의 치유를 방해할 것이다.

5. 메모하라 첫 진료 때 옆에서 메모해줄 사람을 데려가서 하나도 놓치지 않도록 하되, 당신도 메모지를 들고 가라. 스스로 메모하는 게 마음을 편하게 해줄 수 있다.

[윌리엄 스미스 박사의 조언] 첫 진료 때 이미 자신만의 '암 정복 계획'(빌과 마사가 부르는 대로)을 세우기 시작한 사람은 첫 진료에서 좀 더 많은 걸 얻는다. 꼭 필요한 질문을 준비해오고, 내가 그들에게 최선의 답변을 하게 만드는 방법을 알기 때문이다. 처음에는 분노나 죄책감이 가득한 게 정상이다. 한때는 당연하고 자랑스러워했던 기관이 이제 그들에게서 '돌아선' 것이다. 준비된 사람들은 침착하게 집중하며, 눈물이 날 때는 눈물을 더 쉽게 거둔다.

6. 주저하지 말고 여러 사람에게 자문하라 다양한 치료 방법이 있을 수 있다.

7. **낙천적인 사람이 되어야 한다** 유방암 환자들과 몇 십 년 동안 함께하면서 낙천적인 사람이 더 잘 낫는다는 걸 알게 되었다. 낙천적인 환자에게는 다음과 같은 특징이 있었다.

- 믿음이 있다.
- 긍정적인 치유 공동체가 있다.
- 자기 삶에 감사하고 치유를 도와주는 사람들에게 감사를 표할 줄 안다.

8. **자원봉사** 빌 박사와 마사가 말하는 '헬퍼스 하이'(정신의학적 용어로써 말 그대로 도움을 주는 사람들의 기분이 좋아지는 현상-옮긴이)는 실제로 존재한다. '핑크 레이디'라고 불리는 병원 자원봉사자들과 같은 나이의 자원봉사자가 아닌 대조군을 비교한 아주 좋은 연구가 있다. 3년간의 연구결과 환자가 어떤 임상에서든지 자원봉사를 한 번이라도 해본 경우, 5년 생존율이 60%로 더 좋았다. 다른 사람의 치유를 돕는 것이 자신의 치유도 돕는 것이다.

> [사례]
> ### 남편과 아내가 대장암과 유방암을 같이 이겨낸 방법
>
> 2017년 11월의 그날, 외과 전문의가 내게로 다가오던 그 표정을 절대 잊지 못할 것이다. 의사가 말하기도 전에 나는 무언가가 잘못됐다는 걸 알았다. "조엘(남편)에게 우리가 원래 생각했던 게실염은 없어요." 의사가 말을 마치기도 전에 내 눈에는 눈물이 고

였다. "죄송합니다, 허브스트 씨. 남편에게 암이 있어요."

그 몇 단어와 함께 우리 가족의 세상은 엉망이 되었다.

남편은 진행성 대장암이 대장 내벽을 뚫고 위장으로 들어갔다는 진단을 받았다. 그 진단은 우리에게 엄청난 충격으로 다가왔다. 남편은 겨우 쉰 살이었다. 심장 질환 가족력이 있어 몇 년 동안 주의 깊게 지켜봐 오기는 했지만, 암은 전혀 생각하지 못했다.

조엘은 가능한 모든 것들을 이용해 암과 싸우기로 결심했다. 바로 우리 가족 때문이었다. 그는 독실한 신자이기도 했지만, 아이들이 자라는 걸 지켜보고 나와 함께 나이 들어가기 위해 할 수 있는 모든 걸 하고 싶어 했다. 조엘이 한 첫 번째 단계는 2번의 화학요법과 1번의 방사선치료였다. 치료를 시작하기 전, 우리는 전국의 여러 암센터에 있는 여러 명의 전문가에게 자문했다. 자문했던 의사들은 화학요법과 방사선치료를 하지 않으면 조엘의 생존 확률이 매우 낮아진다고 말했다.

치료를 시작하면서 우리는 보완대체의학도 고려해서 계속 자료를 찾아봤다. 조엘의 치료가 그렇게 가혹한 것도 이해하기 너무 어려웠고, 나는 더 자연적인 방법을 선호했다. 조엘은 보완대체의학 치료에도 긍정적이었지만, 할 수 있는 방법은 다 해야 한다는 생각이 강했다. 한 번은 나에게 이런 말을 했다. "줄리, 우리가 할 수 있는 건 다 해봐야 해! 모든 걸 다 하지 않으면, 나는 좋은 남편, 좋은 아빠가 될 수 없을 거야."

1년 동안의 길고 혹독한 치료 후 조엘의 몸은 지치고 닳았다. 그래도 우리는 약간의 희망을 느끼기 시작했다. 다음 해 혈액 검사에서도 종양 표지자가 계속 오르락내리락했지만, 스캔은 좋아 보였다. 수치를 주의 깊게 관찰했지만, 삶을 함께할 두 번째 기회를 얻고 있는 느낌이었다. 모든 싸움이 그만한 가치가 있었다는 의미였다.

2019년 삶이 다시 정상으로 돌아가는 것처럼 보이던 그때, 나는 갑작스럽게 공격적인 형태의 유방암을 진단받았다. 진단받기 불과 열 달 전 정기 유방촬영술에서 깨끗하다는 결과를 받았었다. 첫 번째로 떠올린 건 아이들과 남편이었다. 아이들은 이미 너무 많은 걸 겪었다. 나도 암에 걸렸다는 걸 아이들에게 어떻게 말해야 할까? 그리고 조엘은 여전히 건강을 되찾기 위해 노력하고 있었다. 그에게 또 다른 짐을 지우고 싶지는 않았지만, 내가 조엘의 치유 여정을 함께했듯이, 조엘도 나의 치유 여정을 함께하리라는 걸 알았다. 그 방식은 하나님에게 의지하는 것이었다.

조엘의 진단이 나를 무너뜨렸던 만큼, 내 진단도 엄청난 충격이었다. 건강과 영양 섭취에 대해 가르치는 것에 내 인생을 바쳐왔기 때문이었다. 건강하게 사는 것은 내 정체성의 큰 부분을 차지했고, 건강에 많은 신경을 쓰면서 일했는데 암 진단을 받은 것은 모든 걸 무너뜨렸다. 자칭 완벽주의자인 나는 암의 원인을 찾아 삶을 분석했다. 그 원인을 추려낼 수 있다면, 우리 가족에게 다시는 이런 일이 일어나지 않게 내가 보호할 수 있을 것 같았다. 이 과정을 거치고 있을 때 주님이 내 마음을 만지셨다. 더 자연적으로, 전체적인 것에 집중하며 살 수 있는 많은 부분을 발견했지만, 결국 하나님은 내 주권을 내려놓고 하나님께서 세세한 부분들을 다루시도록 맡길 때 삶이 훨씬 더 충만해진다는 걸 보여주셨다. 내(혹은 조엘의) 암의 정확한 원인을 결코 알지 못하게 될 수도 있겠지만, 우리는 최대한 건강하게 살고 나머지는 하나님의 전능하신 손에 맡기기로 했다.

아직 치유의 여정 가운데 있지만, 우리는 투병을 하면서 참 많은 것들을 배웠다. 조엘은 더 전통적인 방식을 택했고 나는 좀 더 대안적인 방식을 택했지만, 우리는 똑같은 치료를 많이 받았다.

치유에는 육체적인 측면보다 더 많은 게 있다. 암과 같은 것과 싸우는 것에는 정서적·영적 요소가 많다. 우리 가족 모두는 바쁘게 사는 것에 익숙해져 있었다(항상 일하고, 항상 무언가를 하고, 항상 다음 프로젝트에 도전하고 있었다). 그러다가 우리 삶에 암이 나타나면서 바쁜 일정은 끽 소리를 내며 멈추었다. 우리 몸과 영이 치유하는 데 필요한 시간을 주기 위해 속도를 늦추는 아름다움을 배웠다. 우리는 수많은 책을 읽었고, 가장 좋아하는 음악을 반복해서 재생했다. 아이들과 많은 시간을 보냈다. 우리 가족은 그 어느 때보다 더 가까워졌고, 우리 둘의 진단을 하나가 되어 마주했다. 조엘과 나는 아이들을 위해 강해지고 싶었지만, 종종 아이들에게 힘을 얻기도 했다. 우리 아이들이 참 자랑스럽다.

암이 우리 가족 얘기가 되리라고는 전혀 예상하지 못했다. 그 누구도 그럴 것이라 예상할 수 없을 것이다. 하지만 우리의 여정이 하나님께 영광이 되고 같은 길을 걷고 있는 다른 사람들에게 희망을 줄 수 있기를 기도한다.

줄리 허브스트_피트니스 강사이자 웰빙 교사

제 12 장
....

뇌종양을 이기는 셀프케어

"뇌종양이 있습니다." 의사가 말했다. 당신은 마음가짐을 바꾼다. "뇌를 건강하게 만드는 걸 취미로 삼을 거야"라고 말이다. 이제 그걸 배울 것이다.

　뇌종양은 치료하기 가장 어려운 암이다. 가장 중요한 기관을 보호하는 두꺼운 두개골은 신경외과 전문의가 뇌 조직에 접근하기 어렵게 만들기 때문이다. 좋은 소식은 현재의 유도 영상과 뇌 지도화(특정한 자극을 주거나 특정한 영역의 과제를 수행할 때 활성화되는 뇌 기능을 규명하는 연구로, 국소 부위 간의 상호 관계, 질병에 의한 기능의 변화 등 대뇌 기능 전반을 연구하는 분야-옮긴이)가 도움을 줄 수 있다는 것이다. 당신의 전문 외과 의사가 정상적인 뇌 조직은 그대로 유지하면서 많은 암 조직을 제거하도록 말이다. 뇌종양에 대한 표적 방사선 종양학도 동일한 목표, 즉 건강한 조직을 보존하면서 암세포를 죽이는 것을 달성하는 데 있어 큰 발전을 이루었다. 다음은 우리가 제시하는 뇌 치유 계획이다.

1. 당신의 뇌에 대해 알아보라

뇌에 대해 더 많이 알수록 뇌를 더 잘 돌보고 잘 낫게 할 수
있다. 예를 들어 한때는 뇌 조직이 새로 자랄 수 없다
고 생각했고 그렇게 가르쳤다. 그러나 사실이 아니
다! 나이에 상관없이 언제든 뇌 조직은 복구되고
새로 자랄 수 있다(원서에서 저자는 『건강한 뇌 책[The
Healthy Brain Book]』[한국어판 미발매]을 추천했다-옮긴이).

2. 당신의 뇌를 돌봐라

당신의 뇌를 정원이라고 생각해보라. 정원에 있는 식물(당신의 뇌세포)은 물
을 주고, 영양분을 공급해주고, 비료를 주고, 잡초와 해충을 막을 때 가장
잘 자란다. 새로운 뇌 건강 계획에서 가장 중요한 것은 똑똑한 식품과 더
많은 치유하는 혈류로 당신의 뇌 정원에 영양분을 공급해주고 비료를 주
는 것이다. 그리고 해충과 잡초, 즉 신경독과 해로운 생각들을 막는 것이
다. 뇌는 지금까지 당신이 돌 본 정원 중 가장 위대한 정원이다.

3. 지방으로 이루어진 머리에 영양분을 공급하라

뇌는 60%가 지방으로 이루어져 있다. 치유되고 있는 뇌에 영양분을 공급
하기 위해서 똑똑한 지방이 필요한 이유가 바로 그것이다("암을 치유하는 레시
피" 참조). 하지만 지방은 산화되기(썩기) 때문에 항산화물질도 많이 섭취해
야 한다(항산화물질이 엄청난 이유는 5장을 참조하라).

4. 혈액뇌장벽을 보호하라

뇌에 영양분을 공급하기 위해 영양소는 받아들이고 신경독은 막도록 설계된 단일세포층이 소중한 뇌를 보호하고 있다. 하지만 신경독과 별로 똑똑하지 않은 식습관에 수년간 노출되면, 장벽이 샌다. 이러한 독소가 당신의 뇌 정원을 오염시킬 수 있다.

5. 당신의 비타민 D를 소중하게 여겨라

비타민 D가 어떻게 신경보호 물질이 되는지는 5장에서 다뤘다. 뇌는 당신이 먹고 생각하는 것에 의해 좋게 혹은 나쁘게 가장 큰 영향을 받는 기관이다. 이 책의 똑똑한 암 정복 식품 섭취와 마음 다스리기에 관한 부분은 당신이 배우고 실천해야 할 최고의 뇌종양 치료법이다.

당신의 면역체계 군대를 똑똑하게 하는 것에 관한 부분(2장 참조)도 다시 읽어볼 것을 권한다. 뇌에는 자체 면역체계 군대가 있는데, 질 좋은 잠을 자는 동안 높은 경계 상태에 들어간다(뇌종양 정복을 위해 해야 할 일 우선순위에 잠 잘 자기를 넣어야 하는 또 다른 이유다).

[크리스틴의 이야기] 『건강한 뇌 책(The Healthy Brain Book)』(한국어판 미발매)은 일하면서 쓴 책이다. 소중한 며느리가 뇌종양 대부분을 제거하는 25시간에 걸친 수술에서 회복되는 동안, 그녀만의 뇌 치유 계획을 배우고 실천하도록 온 가족이 돕기 위해 나섰다. 이 책에 나오는 뇌 치유 계획은 며느리에게 주는 선물이었다. 그녀는 이제 수술한 지 5년이 되었고 재발 없이 잘 치유되고 있다. 다음은 크리스틴이 직접 전하는 이야기다.

"나는 지금 뇌종양을 이겨내고 있다. 약 6년 전에 3등급 악성 뇌종양인 역

형성 별아교세포종 진단을 받았다. 18개월 된 아들을 떼어놓아야 하는 건 말할 것도 없고, 의사 진료부터 시작해서 MRI 스캔, 2번의 뇌수술, 6주간의 방사선치료, 매달 13회의 화학요법까지, 하룻밤 사이에 내 세상은 소용돌이쳤다. 마지막 치료 이후 재발의 징후 없이 이제 5년차가 되어가는 시점에서, 누군가의 회복을 도울 수 있다는 희망으로 지금까지 내가 경험한 것의 일부를 나누게 되어 기쁘다.

영양에 관한 것은 쉬웠다. 나는 항상 깨끗한 식품을 섭취했기 때문에, 손상된 면역체계를 강화하기 위해 건강하게 먹는 걸 늘리는 것은 어렵지 않았다. 화학요법을 받는 동안에는 때때로 딱딱한 음식을 먹을 수가 없었다. 그래서 창의력을 발휘해 건강한 단백질 셰이크, 주스, 수프를 만들어 먹어야 했다. 오메가-3, 비타민 D, 과일 및 채소 농축액 같은 좋은 보충제도 계속 먹었다. 항산화물질을 더 많이 섭취하기 위해 전기냄비를 이용해 차가버섯 차도 만들어 마셨다. 나만을 위한 게 아니었다. 내가 다른 사람으로부터 전염되는 질병에 취약했기 때문에, 가족들의 면역체계가 더 건강해질 필요가 있었다. 심지어 어린 아들도 공원에서 전염성이 있는 무언가를 집으로 가져올 가능성을 줄이기 위해 매일 보충제를 먹었다.

어려웠던 건 감정과 정신 건강이었다. 진단의 충격과 그 진단이 나와 내 가족에게 어떤 의미인지 깨달은 후 나는 스트레스, 우울증, 불안으로 매우 힘든 시간을 보냈다.

가족의 응원이 가장 큰 도움이 되었다. 사랑하는 남편은 거의 모든 진료에 같이 가주었고, 성실하게 모든 걸 메모해준 덕분에 나는 치료의 세부적인 것에 스트레스 받지 않고 감정적으로 처리하는 데 에너지를 집중할 수 있었다. 엄마는 내가 병원에서 지내는 동안 남편이 나와 함께 있을 수 있도록 어린 아들을 돌봐주었다. 시누이는 진료에도 같이 가주고, 자신의 암 경험을 공유하고, 함께 여자들만의 시간을 보내기도 하면서 나를 응원해주었다. 침대에서 일어나지 못해 엄마 노릇을 할 수 없을 때는 남편이 그걸 이해해주고 최선을 다해 할 일을 대신해주었다. 내가 요리법을 적어 주면 남편은 내가 TV를 보거나 침대에서 아들에게 책을 읽어주는 동안 저녁을 만들어주었다. 작고 통통한 두 살배기 아들을 안고 있던 시간은 최고의 순간이었다. 아들에게 내 '상처'에 대해 매우 조심해야 한다고 말해주었고, 그는 어린아이가 이해할 수 있을 만큼 이해했다. 아들이 굉장히 예의 바르고 다른 사람을 배려하는 아이로 자란 것이 이와 많은 연관이 있다고 생각한다.

내 암에 대해 굉장히 궁금했지만, 의사의 조언을 따르고 인터넷에서 암에 대해 찾아보지 않았다. 대신 진료 때 생각나는 모든 걸 질문해서 구글 검색이 보여주는 무서운 통계 대신, 전문가에게서 직접 정보를 얻었다. 어쨌든 검색해서 나온 통계는 내 특정 상황과 일치하지 않아 정확하지 않을 가능성이 크고, 더 큰 불안만 불러왔을 것이다.

또 하나의 큰 도움은 병원 직원들과 친해진 것이었다. 방사선과 MRI 기술자들은 멋진 사람들이라는 것, 간호사들은 세상에서 가장 힘든 직업 중 하나지만, 최고의 유머 감각을 가질 수 있다는 것을 알게 되었다. 나는 심각한 바늘 공포증이 있어서 피 검사와 MRI가 엄청난 스트레스였다. 하지만 피를 뽑는 사람과 다른 직원들과 친해지는 게 매우 큰 도움이 된다는 걸 깨달았다.

암 치료하는 동안 몇몇 육체적인 변화로 인해 굉장히 힘들었다. 하지만 그것을 받아들이고 대신 내가 통제하는 것으로 바꿨다. 첫 번째 수술을 위해 머리 반을 밀었다. 나머지 머리카락은 방사선과 화학요법으로 어차피 빠질 거라서, 남편한테 머리를 밀어달라고 했다. 민머리와 옆으로 길게

뻗은 아이라이너와 립스틱의 조합으로 시도하고 싶었지만, 팔꿈치까지 내려오는 머리를 자르고 싶지 않아 하지 못했던 스타일을 완전히 뽐낼 수 있었다.

그러한 시간을 견디게 해준 큰 부분은 나의 영적인 삶이었다. 매일 성경 공부와 기도, 병실을 희망찬 종교 음악으로 채우는 것까지, 이 모든 것은 내가 계속해서 희망을 품게 도와주었다. 돌아보면 많은 부분이 지저분하고 뿌옇게 보이지만, 모든 것에 하나님의 손길이 있었다는 걸 안다.

내가 겪은 모든 걸 이해하기 위해 했던 또 한 가지 중요한 것은 병원에 있을 때의 추억이 담긴 상자를 만든 것이었다(ID 팔찌, 병문안 카드, 화학요법 알약이 담겨 있던 유리병 하나, 밸런타인데이를 병원에서 보냈을 때 남편이 줬던 바람 빠진 풍선과 하트 인형, 첫 번째 수술이 끝나고 흉터를 '예쁘게' 보이려고 꽃 왕관을 쓰고 옷을 차려 입고 찍은 몇 장의 사진 같은 것). 이러한 추억과 사진을 내 '암 상자'에 넣어 옷장에 보관한다. 가끔 이걸 보면서 내가 겪었던 일을 생각하고 내 경험이라고 되새겼다. 모든 게 나를 짓누를 때, 이 상자를 보고 '이걸 봐. 내가 해냈어! 이 일이 실제로 일어났고 엄청 힘든 일이었지만, 내가 해냈고 그 길을 빠져나왔어. 이제 나는 훨씬 더 강해졌지'라고 말할 수 있다. 이 상자는 항상 궁금증이 넘치는, 내 MRI 뇌 사진이 여전히 가장 멋지다고 생각하는 내 아들에게 그 경험을 설명해줄 때도 도움이 된다."

제 13 장

폐암을 이기는 셀프케어

이제는 흡연과 폐암의 연결 관계가 잘 밝혀졌고 담배를 피우는 게 줄었지만, 폐암은 여전히 가장 많이 진단되는 4가지 암 중 하나다. 이유는 분명하다. 우리는 여전히 오염된 공기를 마신다. 기도 내벽은 숨 쉴 때마다 들이마시는 발암물질에 노출되기 쉽다. 폐암과 대장암은 같은 이유로 매우 흔하게 발생한다(기도와 대장 둘 다 주기적으로 발암물질에 노출되는 민감한 내벽이 있다).

폐암에는 안 좋은 면이 많지만, 한 가지 희망적인 것은 아주 많은 여분의 폐 조직이 있다는 것이다. 암 조직을 수술로 제거해도 정상적으로 호흡하고 살아갈 수 있는 폐 조직이 여전히 남아 있다는 점이다. 다음은 폐암 수술에서 회복할 때 가장 중요한 4가지를 정리한 것이다.

1. 수술 후 피로감 극복하라.
2. 새로운 폐 조직 길러라.

3. 손상된 폐 조직 복구하라.

4. 기도 내벽을 건강하게 유지해 발암물질이 막는 장벽 역할을 하고, 폐암 재발을 막아라.

더 쉽게 호흡하기 위해 더 잘 먹어라 폐 수술에서 회복 중인 많은 사람은 이제 숨을 쉬는 데 더 많은 에너지가 필요하다는 걸 깨닫게 된다. 공기를 충분히 들이마시려면 더 빨리 호흡하고 더 많은 힘을 들여야 할 수도 있다. 그러려면 더 많은 열량을 소모하게 되고, 신체 나머지 부분이 피로감을 느낄 수 있다. 이것을 치료하는 약이 있을까? 바로 앞의 5장에서 언급한 영양소가 풍부한 식품을 더 많이 섭취하는 것이다. 암 투병에 수반될 수 있는 영양실조와 영양 결핍을 막아라.

운동은 더 건강한 폐 조직을 만든다 운동은 새로운 폐 조직을 기르고 남아 있는 폐 조직을 건강하게 지키는 데 있어 중요한 열쇠다. 왜 그럴까?

1. 운동할 때 증가하는 호흡수와 호흡량은 수술 후 쉬는 동안 약해진 가슴 근육을 강화시킨다.
2. 운동은 폐를 포함한 신체 모든 부분으로 향하는 혈류를 증가시킨다.
3. 운동은 폐에 아주 작은 혈관(모세혈관)을 더 많이 만들어 더 많은 양의 혈액이 폐 조직에 도달하고, 폐 조직을 치유하고, 폐 조직을 자라게 해준다.

이렇게 폐를 치유하는 것이다! 당신의 회복 각 단계에서 어떤 운동이 가장 좋은지 종양 전문의, 외과 전문의와 상의하라.

노화된 폐 조직이 더 젊고 건강하게 유지되도록 하라

나이가 들수록 폐 조직 구성도 노화되기 때문에 노인의 경우 폐암 발생과 재발 위험이 더 크다. 폐에 있는 공기주머니(우리가 숨을 쉴 때마다 공기로 채워지고 적혈구로 산소를 운반하는 아주 작은 풍선 같은 구조) 수는 나이가 들면서 줄어든다. 공기주머니 수가 줄어들면 공기주머니를 감싸고 있는 모세혈관 수도 줄어든다. 이에 따라 폐에서 혈액으로의 산소 운반 효율성이 떨어진다. 나이가 들면서 횡격막 근육도 약해지고, 갈비뼈 사이에 있는 작은 가슴 근육도 약해진다. 마지막으로 나이가 들면서 종종 신체의 변형이 생기는데, 숨을 더 천천히, 깊이 들이마시는 대신 얕은 숨을 더 자주 들이마시게 될 수 있는 방식으로 변형된다. 운동과 심호흡 운동을 하면 모두 나이가 들면서 발생하는 폐 조직 손실을 막아줄 수 있다.

더 나은 호흡으로 더 잘 치유하라 아마도 '더 잘 호흡하는 것'에 그다지 주의를 기울이지 않았을 것이다. 이제 주의를 기울여야 한다! 수술에서 회복하면서 복근은 더 많이 확장하고 움직이지만, 아픈 가슴 근육은 자연스럽게 덜 움직인다는 사실을 발견할 것이다. 좋은 일이다! 당신은 이미 호흡을 업그레이드하고 있다. 복식호흡은 폐 아랫부분(더 크고 공기주머니와 혈액 공급이 더 많다)이 더 쉽게 팽창하도록 도와준다. 복식호흡이 자연스러워질 때까지 복식호흡 운동을 하라.

- 배꼽과 갈비뼈 사이 배 위에 손을 올려라. 4초 동안 코로(입은 닫고) 천천히, 깊게 숨을 들이마시면서 배가 팽창하는 걸 느껴라. 4초가 될 때 가슴 근육도 편안한 범위 내에서 점차 확장하라.
- 배가 가슴 근육이 팽창한 상태에서 4초간 숨을 멈춰라. 이렇게 하면 더 많은 산소를 전달하기 위해 폐 아랫부분을 더 오래 팽창시킨다.
- 코나 오므린 입술 사이로 천천히 5초 이상 숨을 내쉬어라. 숨을 천천히 내쉬는 것도 더 많은 산소를 전달하기 위해 폐를 더 오래 팽창시킨다.

새로운 방식의 복식호흡을 익히고 나면 에너지가 더 많이 생기고 더 편안함을 느낄 것이다 뿐만 아니라 자연스럽게 더 천천히 호흡하고 있다는 사실(예를 들어 1분에 5~7회 호흡)을 깨닫게 될 것이다. 뇌와 폐 사이의 신경 화학적 연결은 매우 정교하게 조절되기 때문에, 결국 당신의 치유에 가장 적합한 속도와 깊이만큼 호흡하게 될 것이다.

복식호흡을 하는 게 더 나아지면, 숨을 내쉬는 시간을 당신에게 맞게 조절하라. 복식호흡을 시작하는 대부분의 사람은 처음 4초 동안은 숨을 내쉬는 게 가능하다. 그러다가 점차 조금씩 늘려나가도록 하라. 예를 들어 7초까지 말이다. 이것이 암 치유에 도움이 되는 원리는, 숨을 들이마시는 시간보다 내쉬는 시간이 더 길면 마음을 진정시키는 뇌 중추를 자극한다는 것이다.

만약 복식호흡에 흥미가 생기지 않고 충분한 동기부여가 되지 않는다면, 암세포는 산소가 부족한 환경에서 잘 자란다는 걸 생각하라. 암세포 주변의 미세 환경에 더 많은 산소를 공급하면, 암세포 성장을 막는 데 도움이 된다.

빠른 회복을 위해 더 많이 움직이고 더 잘 호흡하라 신체를 움직이고 더 깊게 복식호흡하는 것은 림프계(해독을 담당하는 신체 시스템)를 자극해 폐에서 림프 배출을 증가시킨다. 이 배출은 대사 과정에서 발생하는 노폐물과 폐(그리고 다른) 조직의 모든 오염물질을 더 많이 제거하는 데 도움을 준다. 더 효율적인 치유를 위해 길을 깨끗하게 치우는 것이다.

공장에서 바람이 불어오는 곳이 아닌, 더 깨끗한 환경으로 이사하면 어떨까?

- 9장에서 다룬, 더 깨끗한 공기를 마시며 운전하는 것에 관한 내용을 복습하라.
- 흡연하고 있다면, 금연하려고 노력하라! 흡연자는 비흡연자와 비교해 폐암 발생 위험이 25배 높다. 좋은 소식은 금연 후 폐암에 걸릴 위험이 상당히 감소한다는 것이다. 니코틴 대체요법을 포함해 효과적인 금연 방법이 많다. 당신의 의료진과 상담하라. 그리고 당신이 흡연을 많이 하거나 과거에 많이 했다면(30년 이상 하루에 한 갑 이상 피운 경우), 매년 정기적인 CT 촬영으로 폐암 선별 검사를 받아야 한다.
- 집과 직장에서 공기청정기를 사용하는 것도 고려해볼 만하다.

기도 내벽을 사랑하라 폐암에서 회복하고 폐암의 재발을 줄이는 데 도움이 되는 또 다른 방법은 타고난 기도의 보호 내벽을 건강하게 유지하는 것이다. 이 훌륭한 보호 장벽기관에 대해 자세히 알아보고, 이 장벽이 독소로부터 당신을 보호하도록 도울 방법을 알아보자.

공기에 닿는 기관과 기관지 층은 점액과 섬모, 2가지 특징을 포함하고 있어 '점액 섬모 내벽'이라는 이름이 붙여졌다. 섬모는 기도에 깔린 카펫 같은 것이다. 내벽에서 자라나는 수조 개의 작은 털이 앞뒤로 움직인다. 섬모 아랫부분에는 2개 층의 점액이 있다. 점액은 기도로 들어온 세균과 오염물질을 가두는 접착젤 같은 역할을 한다. 그러면 점액 친구인 섬모는 점액에 갇힌 세균과 오염물질을 위로 밀어 올려 밖으로 내보낸다. 이것을 '점액 섬모 청소'라고 부른다. 건강하고 보호 기능이 있는 기도는 점액 점도(가두는 능력)와 위로 밀어 올려 내보내는 섬모의 움직임이 적절하게 섞여 있다. 이 2가지 메커니즘 중 하나라도 제대로 작동하지 않으면, 많은 오염물질이 폐 조직 세포 안으로 들어갈 수 있다.

점액과 섬모의 기능을 제대로 유지하는 간단한 방법은 '코 호스'와 '스팀 청소'이다. 당신만의 '코 호스'인 소금물 코 세정제(따뜻한 물 230g에 소금 약 반 티스푼)를 만들거나 약국이나 마트에서 만들어져 있는 생리식염수를 구매하라. 콧구멍마다 식염수 몇 방울씩 뿌리고 코를 살살 풀어라. 얼굴 스팀기를 이용해 20분간 비강을 '스팀 청소'하며 마무리하라.

[빌 박사의 말] 5장에서 다룬 건강상 이점 외에도 마늘은 건강한 점액 생성에 도움이 된다. 마늘이 혈액으로 흡수되어 폐 상피조직 내벽을 통해 배출되면서, 기도 내벽을 자극해 점액 내벽으로 물 같은 액체를 분비하게 만든다. 아마 눈물, 콧물, 재채기를 유발하는 것과 유사한 원리라고 생각된다. 호흡기 내과 전문의는 오랫동안 마늘을 점액용해제, 즉 점액의 점도가 폐를 청소하는 데 적합하도록 도와주는 식품으로 여겨왔다. 우리 환자 중 기침이 심한 일부 환자는 직접 만든 뜨겁고 매운 치킨 수프에서 나는 마늘 냄새를 맡으면, 분비물이 줄어들고 폐가 더 좋아진다는 걸 발견했다고 한다.

수분을 많이 섭취하라 탈수는 점액 내벽의 점도를 증가시켜서 섬모가 점액에 갇힌 오염물질을 내보내기 힘들어지게 만든다. 사우나에서 숨을 깊게 들이마시면 적어도 상기도(코, 구강, 부비동, 인두, 후두-옮긴이)에서 점액을 움직이는 데 도움이 될 수 있다. 증기를 하기도(기관, 기관지-옮긴이) 끝까지 내려보내려면 숨을 아주 깊게 들이마셔야 할 것이다. 물을 충분히 마시면 점액이 액체 상태로 유지되어 섬모가 계속 움직이게 해준다. 점액이 묽을수록 하기도에 축적되는 점액(및 점액이 운반하는 오염물질)이 덜 달라붙는다.

입에서 암이 시작될 수 있을까?

입에서 암이 시작된다고? 일부 치과 의사들은 그렇다고 말한다. 치과 의사 제럴드 P. 쿠라톨라(Gerald P. Curatola)가 쓴 필독서 『입-신체 연결 관계(The Mouth-Body Connection)』(한국어판 미발매)에서 인용한 연구에 따르면, 잇몸 질환 혹은 치주염을 많이 앓는 사람의 경우 췌장암, 신장암, 두경부암, 백혈병을 포함한 특정 암의 발병률이 증가한다. 치과에서 치과 의사와 치위생사에게 정기적으로 검진 받고 잇몸 조직을 건강하게 유지하는 게 암에 걸릴 위험을 줄이는 또 하나의 방법이다. 다음은 빌 박사가 매일 하고 있는 구강 위생 관리법이다.

- 항균 구강 세정제를 사용하지 않는다.
- 캐러멜처럼 이에 달라붙는 음식을 먹거나 씹지 않는다.
- 하루 종일 따뜻한 녹차를 이용해 주기적으로 입을 헹군다.
- 머리를 앞으로 숙이지 말고(거북목) 최대한 고개를 들어 고른 치열이 되게 하라.
- 이를 닦기 전에 항상 따뜻한 물로 입을 헹궈라.

- 아침, 식사 후, 취침 전에 따뜻한 물을 적셔 부드러워진 칫솔로 부드럽게 양치질하라.
- 취침 전에 이를 닦고 나서 혀 클리너를 이용해 혀를 닦고, 치간칫솔과 치실을 이용해 이와 잇몸 사이 틈을 깨끗하게 하고, 구강 세정기를 사용하라.

암을 치유하는 레시피

암을 치유하는 레시피의 가장 의욕적인 개발자들은 자신의 목숨을 걸고 싸우는 사람들, 정확히 말하면 자신의 목숨을 걸고 먹는 사람들이다. 빌은 암 투병 여정 중 암을 가장 잘 치유하는 식품에 대해 배웠을 때, 그 식품을 맛있게 즐기며 먹는 방법도 알아내야 했다. 스무디를 많이 마시고 샐러드를 많이 먹는 게 그의 답이었다. 2가지 방식으로 음식을 준비해야 더 맛있고, 마음에 들지 않지만 먹어야 하는 음식을 몰래 넣기도 쉬웠다.

다음은 빌 박사가 자신의 암을 퇴치하면서 만들어내고 지금도 계속해서 먹고 마시는, 과학적인 스무디와 샐러드 레시피다.

암을 정복하는 스무디 처방

다음 각 5가지 식품 카테고리에서 식품을 선택하라. 당신이 이미 좋아하는 재료 몇 가지로 시작해서, 점차 더 많은 재료를 추가하면 된다. 건강한 단백질과 건강한 지방은 반드시 넣어야 한다. 그러면 스무디도 더 맛있어지고 과일과 채소, 탄수화물만 들어 있는 음료보다 포만감이 더 오래 유지된다. 이상적인 레시피의 영양소 비율은 20~25%의 단백질, 25~30%의 건강한 지방, 45~50%의 건강한 탄수화물이다.

1. 건강한 마실 거리	2. 건강한 지방	3. 건강한 단백질
케피어(유기농, 무가당)	아보카도	그릭요거트(유기농이고, 지방을 제거하지 않고, 무가당인)
코코넛 밀크(무가당)	견과류 버터	
아몬드, 캐슈너트, 오트 밀크(무가당)	MCT 오일(유기농)	견과류 버터
우유(전유, 유기농)	코코넛 청크(덩어리)	두부
염소젖	씨앗류: 간 아마 씨, 햄프시드, 치아시드, 호박씨	식물성 단백질 파우더
녹차		
유기농 주스: 녹색 채소, 석류		

4. 건강한 과일과 채소*	5. 특별 첨가: 맛과 영양소 더하기
베리류: 블루베리, 딸기	계피
키위	하와이 스피룰리나
파파야	밀 배아
바나나	카카오 파우더
아보카도	레몬 또는 오렌지 껍질(유기농)
비트	생강 편강(유기농)
녹색 채소: 케일, 시금치, 근대, 비트 잎	무화과

*가능하면 유기농인 것이 좋다.

암을 정복하는 샐러드

당신에게 맞는 샐러드 레시피를 만들 때 다음의 표의 4가지 식품군 중에서 선택하라. 각 식품군에서 우리가 가장 좋아하는 몇 가지 예를 적어 놓았다. 처음부터 4가지 식품군 모두에서 선택할 필요는 없지만, 취향에 따라 만들다 보면 다른 것들을 더 추가할 수 있다는 걸 알게 될 것이다. 결국에는 당신의 속을 편안하게 만드는 식품이 무엇인지 알게 되고, 당신에게 맞는 식품을 발견하게 될 것이다.

1. 녹색 채소와 채소*	2. 씨앗과 향신료
케일	강황, 흑후추랑 같이
시금치	호박씨(생)
루콜라	마늘
빨간색 피망	로즈메리, 타임, 오레가노
대파	**3. 드레싱**
양파	
비트 잎과 뿌리	올리브유(엑스트라 버진)와 발사믹 식초
브로콜리	**4. 특별히 첨가할 것**
방울양배추	
적양배추	자연산 연어 필레 약 110g
근대	치즈: 염소젖 치즈, 페타 치즈, 좋아하는 다른 치즈
콜라드 잎	삶은 달걀
쌈케일 잎	후무스
아스파라거스	콩, 검은콩 또는 강낭콩**
버섯	렌틸**
토마토	
풋콩	

* 샐러드에 들어가는 모든 재료는 가능하면 농장 직송이고 유기농인 것이 좋다.

** 장누수증후군을 앓고 있다면, 주치의가 콩류는 피하라고 조언할 수도 있다.

[빌 박사의 따뜻한 샐러드 팁] 맛있는 한 끼를 위해 우리의 레시피에서 당신이 좋아하는 것들을 골라 샐러드를 만들어라. 그러고 나서 샐러드를 찜기에 넣고 몇 분간, 혹은 채소가 흐물흐물해지고 치즈가 녹을 때까지 쪄라. 이제 맛있게 먹으면 된다.

감사의 글

우리 암 치료 의료진에게 큰 감사를 드린다! 그들 덕분에 우리가 지금 살아서 삶을 즐기며 이 책을 쓸 수 있었다.

빌 박사의 종양 전문의, 캘리포니아대학교 어바인의 Chao Family 종합 암센터 종양내과 과장인 리처드 반 이튼(Richard Van Etten) 박사에게 특별히 감사드린다. 그는 빌 박사의 백혈병을 치료하기 위해 최첨단 면역요법을 처방했을 뿐 아니라, 이 책 전반에 걸쳐 그의 지식과 지혜 일부를 우리에게 나눠주었다. 매년 하는 정기 혈액 검사에서 빌 박사의 백혈병을 발견해준 내과 전문의 조 응우옌(Joe Nguyen) 박사에게도 감사드린다.

마사의 암 치료팀, 유방암 외과 의사 말라 앤더슨(Marla Anderson) 박사, 종양 전문의 조지 미란다(George Miranda) 박사, 방사선 종양 전문의 진 푸류(Gene Fu-Liu) 박사에게 진심으로 감사드린다. 이 팀은 최신 암 과학과 전문적인 치료를 기반으로 마사에서 맞는 유방암 치료 계획을 처방해주었다.

기도의 용사들과 우리가 치유되기를 바랐던 모든 가족과 친구들, 우리가 필요할 때 모두 곁에 있어 주었다.

시선을 사로잡고 마음에 남는 삽화를 그려 넣어 글을 더 읽고 싶게 만드는 데 온 마음과 예술적 지혜를 쏟은 일러스트레이터 데비 메이즈(Debbie Maze)에게 찬사를 보낸다. 30년 넘게 부지런한 편집 어시스턴트로 우리와 함께한 트레이시 제니에게 감사드린다. 우리의 암 정복 계획을 뒷받침하는 과학 논문을 찾는 걸 맡아준 우리의 연구 조교, 매튜 시어스(Matthew Sears)와 조나단 시어스(Jonathan Sears)에게도 감사를 전한다. 우리의 문학 대리인인 데니스 마실 에이전시의 데니스 마실과 앤 마리 오파렐에게도 깊은 감사를 드린다.

지치지 않는 인내심과 통찰력 있는 제안을 해준 벤벨라북스(BenBella Books)의 부지런한 직원들에게 특별히 감사드린다. 끊임없는 격려로 우리의 글을 한 단계 더 높은 수준으로 끌어 올려준 편집장 레아 윌슨, 보조 편집자 리디아 최, 편집자 엘리자베스 디겐하드, 마케팅 이사 제니퍼 칸조네리, 프로덕션 에디터 킴 브로데릭, 아트 디렉터 세라 애빙어, 프로덕션 디자인 대리 애런 에드미스턴, 부 출판업자 아드리엔 랭, 출판업자이자 최고 경영자인 글렌 예페스.

많은 독자들이 암을 이기고 삶을 누릴 수 있게 돕는 일에 함께해준 것에 감사드린다.

추천 및 참고도서

1-4장

Abbas, Abul K., et al. *Basic Immunology: Functions and Disorders of the Immune System*, 4th ed. Philadelphia: Elsevier, 2020.

Abrams, Donald I., and Andrew T. Weil. *Integrative Oncology*. New York: Oxford University Press, 2014.

Clark, William R. *In Defense of Self: How the Immune System Really Works*. New York: Oxford University Press, 2008.

Cuomo, Margaret I. *A World Without Cancer: The Making of a New Cure and the Real Promise of Prevention*. New York: Rodale, 2012.

DiNicolantonio, James, and Siim Land. *The Immunity Fix: Strengthen Your Immune System, Fight Off Infections, Reverse Chronic Disease and Live a Healthier Life*. Las Vegas, 2020.

Funk, Kristi. *Breasts: The Owner's Manual: Every Women's Guide to Reducing Cancer Risk, Making Treatment Choices, and Optimizing Outcomes*. Nashville: W Publishing, an Imprint of Thomas Nelson, 2018.

Kappel, M., et al. "Evidence that the Effect of Physical Exercise on NK Cell Activity Is Mediated by Epinephrine," *Journal of Applied Physiology* 70, no. 6 (1991): 25303–4.

Lichtenstein, P., et al. "Environmental and Heritable Factors in the Causation of Cancer—Analysis of Cohorts of Twins from Sweden, Denmark, and Finland," *New England Journal of Medicine* 343 (2000): 78–85.

Sears, William, and Erin Sears Basile. *The Dr. Sears T5 Wellness Plan: Transform Your Mind and Body, Five Changes in Five Weeks*. Dallas: BenBella Books, 2017.

Sears, William, and Vincent M. Fortanasce. *The Healthy Brain Book: An All-Ages Guide to a Calmer, Happier, Sharper You*. Dallas: BenBella Books, 2020.

Servan-Schreiber, David. *Anticancer: A New Way of Life*. New York: Penguin Books, 2009.

5장

Abdullah, T., et al. "Garlic Revisited: Therapeutic for the Major Diseases of Our Times?" *Journal of the National Medical Association* 80, no. 4 (1988): 439–45.

Aggarwal, Bharat, and Debora Yost. *Healing Spices: How to Use 50 Everyday and Exotic Spices to Boost Health and Beat Disease*. New York: Sterling, 2011.

Aune, Dagfinn, et al. "Dietary Fibre, Whole Grains, and Risk of Colorectal Cancer: Systematic Review and Dose-Response Meta-Analysis of Prospective Studies," *BMJ* 343 (2011): d6617.

Bayan, Leyla, et al. "Garlic: A Review of Potential Therapeutic Effects," *Avicenna Journal of Phytomedicine* 4, no. 1 (2014): 1–14.

Béliveau, Richard, and Denis Gingras. *Foods to Fight Cancer: What to Eat to Reduce Your Risk*. New York: DK Publishing, 2017.

Brasky, Theodore, et al. "Long-Chain ω-3 Fatty Acid Intake and Endometrial Cancer Risk in the Women's Health Initiative," *American Journal of Clinical Nutrition* 101, no. 4 (2015): 824–34.

Burton-Freeman, Britt, et al. "Strawberry Modulates LDL Oxidation and Postprandial Lipemia in Response to High-Fat Meal in Overweight Hyperlipidemic Men and Women," *Journal of the American College of Nutrition* 29, no. 1 (2010): 46–54.

Calder, Philip. "Fatty Acids and Inflammation: The Cutting Edge Between Food and Pharma," *European Journal of Pharmacology* 668, suppl. 1 (2011): 50S–58S.

Calle, Eugenia, et al. "Overweight, Obesity, and Mortality from Cancer in a Prospectively Studied Cohort of U.S. Adults," *New England Journal of Medicine* 348 (2003): 1625–38.

Calle, Eugenia, and Rudolf Kaaks. "Overweight, Obesity and Cancer: Epidemiological Evidence and Proposed Mechanisms," *Nature Reviews Cancer* 4 (2004): 579–91.

Davis, Brenda, and Penny M. Kris-Etherton. "Achieving Optimal Essential Fatty Acid Status in Vegetarians: Current Knowledge and Practical Implications," *American Journal of Clinical Nutrition* 78, suppl. 3 (2003): 640S–646S.

de Cabo, Rafael, and Mark Mattson. "The Effects of Intermittent Fasting on Health, Aging, and Disease," *New England Journal of Medicine* 381 (2019): 2541–51.

Duan, Wanxing, et al. "Hyperglycemia, a Neglected Factor During Cancer Progression," *BioMed Research International* 2014 (2014): 461917.

Etcheverry, Paz. "Vitamin D Can Reduce Breast Cancer Risk." *Life Extension Magazine*. July 2021. lifeextension.com/magazine/2021/10/vitamin-d-breast-cancer.

Fernandez, Esteve, et al. "Fish Consumption and Cancer Risk," *American Journal of Clinical Nutrition* 70, no.

1 (1999): 85–90.

Galasso, Christian, et al. "On the Neuroprotective Role of Astaxanthin: New Perspectives?" *Marine Drugs* 16, no. 8 (2018): 247.

Garland, Cedric, et al. "Dietary Vitamin D and Calcium and Risk of Colorectal Cancer: A 19-Year Prospective Study in Men," *Lancet* 1, no. 8424 (1985): 307–9.

Garland, Cedric, and Frank Garland. "Do Sunlight and Vitamin D Reduce the Likelihood of Colon Cancer?" *International Journal of Epidemiology* 9, no. 3 (1980): 227–31.

Gerber, Mariette. "Fibre and Breast Cancer," *European Journal of Cancer Prevention* 7, suppl. 2 (1998): S63–S67.

Gerber, Mariette. "Omega-3 Fatty Acids and Cancers: A Systematic Update Review of Epidemiological Studies," *British Journal of Nutrition* 107, suppl. 2 (2012): S228–39.

Gray, Nathan. "High Levels of Carotenoids Backed for Breast Cancer Risk Reduction," nutraingredients.com, William Reed Business Media Ltd. 7 Dec. 2012. nutraingredients.com/Article/2012/12/07/high-levels-of-carotenoids-backed-for-breast-cancer-risk-reduction.

Grosso, Giuseppe, et al. "Nut Consumption on All-Cause, Cardiovascular, and Cancer Mortality Risk: A Systematic Review and Meta-Analysis of Epidemiologic Studies," *American Journal of Clinical Nutrition* 101, no. 4 (2015): 783–93.

Jafari, Mahtab. *The Truth About Dietary Supplements: An Evidence-Based- Guide to a Safe Medicine Cabinet*. Las Vegas: Archangel Ink, 2021.

Khandekar, Melin, et al. "Molecular Mechanisms of Cancer Development in Obesity," *Nature Reviews Cancer* 11, no. 12 (2011): 886–95.

Khankari, Nikhil, et al. "Dietary Intake of Fish, Polyunsaturated Fatty Acids, and Survival After Breast Cancer: A Population-Based, Follow-Up Study on Long Island, New York," *Cancer* 121, no. 13 (2015): 2244–52.

Kim, Hyun-Sook, et al. "Dietary Supplementation of Probiotic Bacillus polyfermenticus, Bispan Strain, Modulates Natural Killer Cell and T Cell Subset Populations and Immunoglobulin G Levels in Human Subjects," *Journal of Medicinal Food* 9, no. 3 (2006): 321–27.

Kiremidjian-Schumacher, Lidia, et al. "Supplementation with Selenium and Human Immune Cell Functions. II. Effect on Cytotoxic Lymphocytes and Natural Killer Cells," *Biological Trace Element Research* 41, nos. 1–2 (1994): 115–27.

Knoops, Kim, et al. "Mediterranean Diet, Lifestyle Factors, and 10-Year Mortality in Elderly European Men and Women: The HALE Project," *JAMA* 292, no. 12 (2004): 1433–39.

Lappe, Joan, et al. "Vitamin D and Calcium Supplementation Reduces Cancer Risk: Results of a Randomized Trial," *American Journal of Clinical Nutrition* 85, no. 6 (2007): 1586–91.

LoConte, Noelle, et al. "Alcohol and Cancer: A Statement of the American Society of Clinical Oncology," *Journal of Clinical Oncology* 36, no. 1 (2018): 83–93.

Loomis, Dana, et al. "Carcinogenicity of Drinking Coffee, Mate, and Very Hot Beverages," *The Lancet Oncology* 17, no. 7 (2016): 877–78.

Mann, Denise. "Childhood Leukemia, Brain Cancer on the Rise." *MedicineNet*. 26 Jan. 2011. medicinenet.com/script/main/art.asp?articlekey=125152.

McDonnell, Sharon, et al. "Serum 25-Hydroxyvitamin D Concentrations ≥40 ng/ml Are Associated with

>65% Lower Cancer Risk: Pooled Analysis of Randomized Trial and Prospective Cohort Study," *PLoS One* 11, no. 4 (2016): e0152441.

Michaud, Dominique, et al. "A Prospective Study of Periodontal Disease and Pancreatic Cancer in US Male Health Professionals," *Journal of the National Cancer Institute* 99, no.2 (2007): 171–75.

Michaud, Dominique, et al. "Periodontal Disease, Tooth Loss and Cancer Risk in a Prospective Study of Male Health Professionals," *The Lancet Oncology* 9, no. 6 (2008): 550–58.

Murff, Harvey, et al. "Dietary Intake of PUFAs and Colorectal Polyp Risk," *American Journal of Clinical Nutrition* 95, no. 3 (2012): 703–12.

Norat, Teresa, et al. "Meat, Fish, and Colorectal Cancer Risk: The European Prospective Investigation into Cancer and Nutrition," *Journal of the National Cancer Institute* 97, no. 12 (2005): 906–16.

Ornish, Dean, et al. "Intensive Lifestyle Changes May Affect the Progression of Prostate Cancer," *Journal of Urology* 174, no. 3 (2005): 1065–69; discussion 1069–70.

Ronti, Tiziana, et al. "The Endocrine Function of Adipose Tissue: An Update," *Clinical Endocrinology* 64, no. 4 (2006): 355–65.

Sánchez-Zamorano, Luisa Maria, et al. "Healthy Lifestyle on the Risk of Breast Cancer," *Cancer Epidemiology, Biomarkers & Prevention* 20, no. 5 (2011): 912–22.

Sears, William. *Natural Astaxanthin—Hawaii's Supernutrient.* 2015.

Sears, William, and James Sears. *The Omega-3 Effect.* New York: Little, Brown, 2012.

Seeram, Navindra, et al. "Blackberry, Black Raspberry, Blueberry, Cranberry, Red Raspberry, and Strawberry Extracts Inhibit Growth and Stimulate Apoptosis of Human Cancer Cells in Vitro," *Journal of Agricultural and Food Chemistry* 54, no. 25 (2006): 9329–39.

Sehgal, Amit, et al. "Combined Effects of Curcumin and Piperine in Ameliorating Benzo(a)pyrene Induced DNA Damage," *Food and Chemical Toxicology* 49, no. 11 (2011): 3002–6.

Song, Mingyang, and Edward Giovannucci. "Preventable Incidence and Mortality of Carcinoma Associated with Lifestyle Factors Among Whites in the United States," *JAMA Oncology* 2, no. 9 (2016): 1154–61.

Sun, Jie, et al. "Antioxidant and Antiproliferative Activities of Common Fruits," *Journal of Agricultural and Food Chemistry* 50, no. 25 (2002): 7449–54.

Szymanski, Konrad, et al. "Fish Consumption and Prostate Cancer Risk: A Review and Meta-Analysis," *American Journal of Clinical Nutrition* 92, no. 5 (2010): 1223–33.

Thakuri, Pradip Shahi, et al. "Phytochemicals Inhibit Migration of Triple Negative Breast Cancer Cells by Targeting Kinase Signaling," *BMC Cancer* 20, no. 1 (2020): 4.

Ugbogu, Eziuche Amadike, et al. "Role of Phytochemicals in Chemoprevention of Cancer: A Review," *International Journal of Pharmaceutical and Chemical Sciences* 2 (2013): 566–75.

Vanderbilt University Medical Center. "Eating Cruciferous Vegetables May Improve Breast Cancer Survival." *ScienceDaily.* 3 Apr. 2012. sciencedaily.com/releases/2012/04/120403153531.htm.

Vergnaud, Anne-Claire, et al. "Meat Consumption and Prospective Weight Change in Participants of the EPIC-PANACEA Study," *American Journal of Clinical Nutrition* 92, no. 2 (2010): 398–407.

Vogt, Rainbow, et al. "Cancer and Non-Cancer Health Effects from Food Contaminant Exposures for Children and Adults in California: A Risk Assessment," *Environmental Health* 11 (2012): 83.

Waladkhani, Ali Reza, and Michael Clemens. "Effect of Dietary Phytochemicals on Cancer Development (Review)," *International Journal of Molecular Medicine* 1, no. 4 (1998): 747–53.

Williams, Sarah. "Link Between Obesity and Cancer," *Proceedings of the National Academy of Sciences of the United States of America* 110, no. 22 (2013): 8753–54.

Zhang, Fang Fang, et al. "Dietary Isoflavone Intake and All-Cause Mortality in Breast Cancer Survivors: The Breast Cancer Family Registry," *Cancer* 123, no. 11 (2017): 2070–79.

Zhang, Shumin M., et al. "Alcohol Consumption and Breast Cancer Risk in the Women's Health Study," *American Journal of Epidemiology* 165, no. 6 (2007): 667–76.

Zheng, Ju-Sheng, et al. "Intake of Fish and Marine n-3 Polyunsaturated Fatty Acids and Risk of Breast Cancer: Meta-Analysis of Data from 21 Independent Prospective Cohort Studies," *BMJ* 346 (2013): f3706.

Zhu, Guoqing, et al. "Effects of Exercise Intervention in Breast Cancer Survivors: A Meta-Analysis of 33 Randomized Controlled Trials," *OncoTargets and Therapy* 9 (2016): 2153–68.

6장

Ashcraft, Kathleen, et al. "Efficacy and Mechanisms of Aerobic Exercise on Cancer Initiation, Progression, and Metastasis: A Critical Systematic Review of *In Vivo* Preclinical Data," *Cancer Research* 76, no. 14 (2016): 4032–50.

Ballard-Barbash, Rachel, et al. "Physical Activity, Biomarkers, and Disease Outcomes in Cancer Survivors: A Systematic Review," *Journal of the National Cancer Institute* 104, no. 11 (2012): 815–40.

Chlebowski, Rowan, et al. "Dietary Fat Reduction and Breast Cancer Outcome: Interim Efficacy Results from the Women's Intervention Nutrition Study," *Journal of the National Cancer Institute* 98, no. 24 (2006): 1767–76.

Connealy, Leigh E. *The Cancer Revolution: A Groundbreaking Program to Reverse and Prevent Cancer*. Boston: Da Capo Press, 2017.

Cross, M. C., et al. "Endurance Exercise with and Without a Thermal Clamp: Effects on Leukocytes and Leukocyte Subsets," *Journal of Applied Physiology (1985)* 81, no. 2 (1996): 822–9.

Ely, Brett, et al. "Aerobic Performance Is Degraded, Despite Modest Hyperthermia, in Hot Environments," *Medicine and Science in Sports and Exercise* 42, no. 1 (2010): 135–41.

Febbraio, Mark. "Alterations in Energy Metabolism During Exercise and Heat Stress," *Sports Medicine* 31, no. 1 (2001): 47–59.

Friedenreich, Christine, and Marla Orenstein. "Physical Activity and Cancer Prevention: Etiologic Evidence and Biological Mechanisms," *Journal of Nutrition* 132, suppl. 11 (2002): 3456S–64S.

Fung, Jason. *The Cancer Code: A Revolutionary New Understanding of a Medical Mystery*. New York: HarperCollins, 2020.

Galloway, Stuart, and Ronald Maughan. "Effects of Ambient Temperature on the Capacity to Perform Prolonged Cycle Exercise in Man," *Medicine and Science in Sports and Exercise* 29, no. 9 (1997): 1240–9.

George, Stephanie, et al. "Postdiagnosis Diet Quality, the Combination of Diet Quality and Recreational Physical Activity, and Prognosis After Early-Stage Breast Cancer," *Cancer Causes Control* 22, no. 4 (2011): 589–98.

Gleeson, Michael, et al. *Exercise Immunology.* New York: Routledge, 2013.

González-Alonso, José, et al. "Influence of Body Temperature on the Development of Fatigue During Prolonged Exercise in the Heat," *Journal of Applied Physiology* (1985) 86, no. 3 (1999): 1032–39.

Holmes, Michelle, et al. "Physical Activity and Survival After Breast Cancer Diagnosis," *JAMA* 293, no. 20 (2005): 2479–86.

Johannsen, Neil, et al. "Association of White Blood Cell Subfraction Concentration with Fitness and Fatness," *British Journal of Sports Medicine* 44, no. 8 (2010): 588–93.

Krüger, Karsten, et al. "Exercise Affects Tissue Lymphocyte Apoptosis via Redox-Sensitive and Fas-Dependent Signaling Pathways," *AJP Regulatory Integrative and Comparative Physiology* 296, no.5 (2009): R1518–27.

Lee, I-Min. "Physical Activity and Cancer Prevention—Data from Epidemiologic Studies," *Medicine and Science in Sports Exercise* 35, no. 11 (2003): 1823–27.

Maddock, Richard, et al. "Vigorous Exercise Increases Brain Lactate and Glx (Glutamate+Glutamine): A Dynamic 1H-MRS Study," *Neuroimage* 57, no. 4 (2011): 1324–30.

Mars, Maurice, et al. "High Intensity Exercise: A Cause of Lymphocyte Apoptosis?" *Biochemical Biophysical Research Communications* 249, no. 2 (1998): 366–70.

Maruti, Sonia, et al. "A Prospective Study of Age-Specific Physical Activity and Premenopausal Breast Cancer," *Journal of the National Cancer Institute* 100, no. 10 (2008): 728–37.

McFarlin, Brian, et al. "Chronic Resistance Exercise Training Improves Natural Killer Cell Activity in Older Women," *The Journals of Gerontology: Series A* 60, no.10 (2005): 1315–18.

Meyerhardt, Jeffrey, et al. "Physical Activity and Survival After Colorectal Cancer Diagnosis," *Journal of Clinical Oncology* 24, no. 22 (2006): 3527–34.

Nicholson, John, and David Case. "Carboxyhemoglobin Levels in New York City Runners," *The Physician and Sportsmedicine* 11, no. 3 (1983): 134–38.

Nieman, David, et al. "Effects of High- vs. Moderate-Intensity Exercise on Natural Killer Cell Activity," *Medicine and Science in Sports and Exercise* 25, no. 10 (1993): 1126–34.

Ortega, Eduardo, et al. "Stimulation of the Phagocytic Function of Neutrophils in Sedentary Men After Acute Moderate Exercise," *European Journal of Applied Physiology and Occupational Physiology* 66, no. 1 (1993): 60–64.

Pedersen, Bente, et al. "Natural Killer Cell Activity in Peripheral Blood of Highly Trained and Untrained Persons," *International Journal of Sports Medicine* 10, no. 2 (1989): 129–31.

Pedersen, Bente, and Henrik Ullum. "NK Cell Response to Physical Activity: Possible Mechanisms of Action," *Medicine and Science in Sports and Exercise* 26, no. 2 (1994): 140–46.

Pedersen, Line, et al. "Voluntary Running Suppresses Tumor Growth Through Epinephrine- and IL-6-Dependent NK Cell Mobilization and Redistribution," *Cell Metabolism* 23, no. 3 (2016): 554–62.

Simpson, Richard, et al. "High-Intensity Exercise Elicits the Mobilization of Senescent T Lymphocytes into the Peripheral Blood Compartment in Human Subjects," *Journal of Applied Physiology* (1985) 103, no. 1

(2007): 396–401.

"This is Your Brain on Exercise." *UC Davis Health Newsletter.* 17 Mar. 2016. universityofcalifornia.edu/news/your-brain-exercise.

Van Eeden, Stephan, et al. "Expression of the Cell Adhesion Molecules on Leukocytes That Demarginate During Acute Maximal Exercise," *Journal of Applied Physiology (1985)* 86, no. 3 (1999): 9707–6.

Walsh, Neil, et al. "Position Statement. Part One: Immune Function and Exercise," *Exercise Immunology Review* 17 (2011): 6–63.

Woods, Jeffrey, et al. "Effects of Maximal Exercise on Natural Killer (NK) Cell Cytotoxicity and Responsiveness to Interferon-Alpha in the Young and Old," *The Journals of Gerontology: Series A* 53, no. 6 (1998): B430–37.

7장

Anderson, Barbara, et al. "Psychological, Behavioral, and Immune Changes After a Psychological Intervention: A Clinical Trial," *Journal of Clinical Oncology* 22, no. 17 (2004): 3570–80.

Antoni, Michael, et al. "The Influence of Bio-Behavioural Factors on Tumour Biology: Pathways and Mechanisms," *Nature Reviews Cancer* 6, no. 3 (2006): 240–48.

Cohen, Lorenzo, and Alison Jefferies. *Anticancer Living: Transform Your Life and Health with the Mix of Six.* New York: Viking, 2018.

Cunningham, Alastair, and Kimberly Watson. "How Psychological Therapy May Prolong Survival in Cancer Patients: New Evidence and a Simple Theory," *Integrative Cancer Therapies* 3, no. 3 (2004): 214–29.

Dhabhar, Firdaus, et al. "Effect of Stress on Immune Function: The Good, the Bad, and the Beautiful," *Immunologic Research* 58 (2014): 193–210.

Glaser, Ronald, and Janice Kiecolt-Glaser. "Stress-Induced Immune Dysfunction: Implications for Health," *Nature Reviews Immunology* 5, no. 3 (2005): 243–51.

Haus, Erhard, and Michael Smolensky. "Biologic Rhythms in the Immune System," *Chronobiology International* 16, no. 5 (1999): 581–622.

Hauser, David, and Norbert Schwarz. "The War on Prevention: Bellicose Cancer Metaphors Hurt (Some) Prevention Intentions," *Personality & Social Psychology Bulletin* 41, no. 1 (2015): 66–77.

Hong, Suzi, et al. "Effects of Regular Exercise on Lymphocyte Subsets and CD62L After Psychological vs. Physical Stress," *Journal of Psychosomatic Research* 56, no. 3 (2004): 363–70.

Hughes, Spenser, et al. "Social Support Predicts Inflammation, Pain, and Depressive Symptoms: Longitudinal Relationships Among Breast Cancer Survivors," *Psychoneuroendocrinology* 42 (2014): 38–44.

Lerner, Michael. "Difference Between Healing and Curing." *Awakin Readings.* Accessed February 2021. awakin.org/read/view.php?tid=1066.

Levy, S., et al. "Correlation of Stress Factors with Sustained Depression of Natural Killer Cell Activity and Predicted Prognosis in Patients with Breast Cancer," *Journal of Clinical Oncology* 5, no. 3 (1987): 348–53.

Lutgendorf, S., et al. "Social Influences on Clinical Outcomes of Patients with Ovarian Cancer," *Journal of Clin-*

ical Oncology 30, no. 23 (2012): 2885–90.

Lutgendorf, Susan, et al. "Social Support, Psychological Distress, and Natural Killer Cell Activity in Ovarian Cancer," *Journal of Clinical Oncology* 23, no. 28 (2005): 7105–13.

Pert, Candace, and Nancy Marriot. *Everything You Need to Know to Feel Go(o)d*. Carlsbad: Hay House, 2006.

Raison, Charles, et al. "Cytokines Sing the Blues: Inflammation and the Pathogenesis of Depression," *Trends Immunology* 27, no. 1 (2006): 24–31.

Segertrom, Suzanne, and Gregory Miller. "Psychological Stress and the Human Immune System: A Meta-Analytic Study of 30 Years of Inquiry," *Psychological Bulletin* 130, no. 4 (2004): 601–30.

Witek-Janusek, Linda, et al. "Effect of Mindfulness Based Stress Reduction on Immune Function, Quality of Life and Coping in Women Newly Diagnosed with Early Stage Breast Cancer," *Brain, Behavior, and Immunity* 22, no. 6 (2008): 969–81.

8장

Besedovsky, Luciana, et al. "Sleep and Immune Function," *Pflügers Archiv: European Journal of Physiology* 463, no. 1 (2012): 121–37.

Sears, William, and Vincent M. Fortanasce. *The Healthy Brain Book: An All-Ages Guide to a Calmer, Happier, Sharper You*. Dallas: BenBella Books, 2020.

Walker, Matthew. *Why We Sleep: Unlocking the Power of Sleep and Dreams*. New York: Scribner, 2017.

9장

Carlisle, Alison, and N. C. C. Sharp. "Exercise and Outdoor Ambient Air Pollution," *British Journal of Sports Medicine* 35, no. 4 (2001): 214–22.

Curl, Cynthia, et al. "Organophosphorus Pesticide Exposure of Urban and Suburban Preschool Children with Organic and Conventional Diets," *Environmental Health Perspectives* 111, no. 3 (2003): 377–82.

Dean, Amy, and Jennifer Armstrong. "Genetically Modified Foods." *American Academy of Environmental Medicine*. 8 May 2009. aaemonline.org/genetically-modified-foods.

Ellis, K. A., et al. "Comparing the Fatty Acid Composition of Organic and Conventional Milk," *Journal of Dairy Science* 89, no. 6 (2006): 1938–50.

Genuis, Stephen, et al. "Blood, Urine, and Sweat (BUS) Study: Monitoring and Elimination of Bioaccumulated Toxic Elements," *Archives of Environmental Contamination and Toxicology* 61, no. 2 (2011): 344–57.

Grandjean, Philippe, et al. "Serum Vaccine Antibody Concentrations in Children Exposed to Perfluorinated Compounds," *JAMA* 307, no. 4 (2012): 391–97.

Lu, Chensheng, et al. "Organic Diets Significantly Lower Children's Dietary Exposure to Organophosphorus

Pesticides," *Environmental Health Perspectives* 114, no. 2 (2006): 260–63.

Mann, Denise. "Childhood Leukemia, Brain Cancer on the Rise." *MedicineNet*. 26 Jan. 2011. medicinenet.com/script/main/art.asp?articlekey=125152.

"Red Meat and Colon Cancer." *Harvard Health Publishing*. 1 Jan. 2008. health.harvard.edu/staying-healthy/red-meat-and-colon-cancer.

Schafer, Kristin, et al. "Chemical Trespass: Pesticides in Our Bodies and Corporate Accountability." *Pesticide Action Network of North America*. May 2004. panna.org/resources/publication-report/chemical-trespass.